U0019018

告訴大腦

你的決定，打破大腦預設的生命年限，
下一個60年，生命更精采

我決定活到120歲

I've Decided to Live 120 Years:
The ancient Secret to Longevity, Vitality, and Life Transformation

李承憲 Ilchi Lee 著

陳文燦 Charlie W. Chen 譯

本書讚譽

「這是一本讀起來會很開心的人生指南，全書充滿了靈感和珍貴的訊息。無論你是哪個年齡層，只要想活得充實、有活力、有意義，都適合來讀這本書。」

——唐・米蓋爾・魯伊茲（Don Miguel Ruiz）

《讓夢想覺醒的四項約定》（*The Four Agreements*）作者

「這本書格局恢弘，足以點燃你的熱情去過真正充實的生活。更重要的是，如果你真的想盡可能活得充實、活得健康以及活得長久，這本書提供了你所需要遵循的所有正確方針。」

——克莉絲汀・諾瑟普（Christiane Northrup）醫學博士
《女人的身體與智慧》（*Women's Bodies, Women's Wisdom*）作者

「我有幸能夠親自體驗作者對人類潛能的卓越見識如何轉化為現實，並將他的建議融入了我的生活。如果有一本書是你不能錯過的，那就是這本書。」

——艾莫隆・邁爾（Emeran A. Mayer）醫師
《腸道・大腦・腸道菌》（*The Mind-Gut Connection*）作者

「為了實現人生目標，為了能活到一百二十歲，我選擇了李承憲。對八十八歲的我來說，每天都是嶄新的一天！我們所有人都正在經歷內心深處的召喚，在未來幾年完全參與到人類有史以來最激進的變革，而這本書是必備的指南。」

——芭芭拉・馬克思・哈伯德（Barbara Marx Hubbard）
意識進化基金會（Foundation of Conscious Evolution）創辦人

「在我們每個人如何定義人生目標以及為實現目標所選擇的這條道路上，作者閃耀著古老和後現代智慧的光芒。本書不僅表現出他的天分、原則，也灌注了他的良善意圖。」

——邁可・伯納德・貝克威斯（Michael Bernard Beckwith）
《擘畫願景的人生》（*Life Visioning*）作者

「改善健康、回饋社會、尋找生命的意義，覺醒永遠都不晚。李會和你分享如何做到這一切，特別是在你老了之後。」

——卡倫．伯格（Karen Berg）
卡巴拉中心（Kabbalah Centre）的靈性導師

「本書蘊含的智慧深不可測，卻很容易理解且能立即應用。你從書中讀到的內容可以立刻讓你的生活變得更好，是一本不可多得的好書！」

——尼爾．唐納．沃許（Neale Donald Walsch）
《與神對話》（*Conversations with God*）系列書作者

「我從他的指導中獲益良多，在他的指導下，我們完成了身心靈健康的整合，並隨著年齡的增長，實現了令人興奮、有意義和圓滿的生活。對於所有追求極大化個人喜悅和充分實現人生目標的人來說，這是必讀的一本書。」

——瑞德．塔克森（Reed Tuckson）醫學博士
美國國家衛生研究院補助和綜合性健康中心諮詢委員會主席

「作者提供了實用的策略、探究性問題，以及說故事的藝術，鼓勵讀者挑戰自己，不僅要優雅地老去，還要完全開悟。這是一本必讀好書！」

——傑西．瓊斯（Jessie Jones）博士
加州州立大學富勒頓分校（CSU-Fullerton）
健康社區中心（Center for Healthy Neighborhoods）主任

「這是一本誠意滿滿的書，提供可持續使用的實用工具，引導你優雅地步入晚年生活。這是值得一讀的好書……轉變就從今天開始。」

——達羅．沃夫（Darrell Wolfe）
《健康一百》（*Healthy to 100*）作者

謹將這本書獻給我的父親，
他是我的老師和朋友，
向我展示了什麼才是仁慈和圓滿的人生。

目次

【自序】擁抱新人生和新地球

你能想像自己活到一百二十歲嗎？

當你看到「我決定要活到一百二十歲」這句話時，也許會激發你的想像力。你可能已經習慣了這樣的想法：「我可能活到九十歲或甚至一百歲，但是一百二十歲聽起來就有點誇張了。」所以你可能會問：「難道作者發現了什麼神祕的青春之泉嗎？」

我可以直截了當地告訴你：「我沒有任何神奇藥丸，可以保證你或任何人活到一百二十歲。我現在是六十多歲，我甚至不能保證自己可以活那麼久。然而，我決定要活到一百二十歲。」這裡的關鍵詞是「決定」。我做了一個堅定不移的明確決定，我要活到一百二十歲。我不知道自己的最後一天何時到來，但確實知道這樣長的壽命是有可能的，我可以期望活得這麼久，特別是如果我能夠採取措施，過健康的高品質生活的話。生物學的研究顯示，人類個體的細胞有潛力能夠運作並複製到一百二十年，如果加上日新月異的科技發展，甚至可以活得更長。這麼長壽，並不是什麼不切實際的妄想。

寫這本書是我步入六十歲之前，回顧前半生時出現的一個構想。我想知道接下來的餘生，我計畫要做什麼。在我年輕時，認為活到六十歲就已足夠了，因為當時的平均壽命不是很長，能活到六十歲已經算很不錯了。但時至今日，情況早就不同了，比起六十歲，多活二十到四十年已經很常見。但遺憾的是，我們的文化仍然被過去這種活到六十或六十五歲就夠了的觀念深深影響著，導致超過這個年齡層的許多人都抱持著得過且過的心態活著，失去了生活的目標與熱情。最重要的是，大多數的老年人不知道如何維持健康和活力，從而剝奪了他們積極生活的能力。

現在我們的壽命比以往任何時候都長，每個人都想知道如何在晚年活得更好。所以，健身房、營養師、健康養生書、網路、電視和健康專家，紛紛給出了如何成功抗衰老的建議。但在我看來，這樣的建議似乎缺少了一些很重要的東西，一些與心靈及靈性有關的東西。我相信後半生最重要的功課，是找到生命的目標，好讓我們的餘生過得有意義。這種心靈目標，可以讓我們在每個當下都活得鮮活、有意思。缺乏靈性的生活，即使活到八十歲也會感到無聊和毫無意義。

寫這本書時，我主要想的是那些超過四十歲的讀者，他們正開始思考如何規畫後半生的生活。但是，這本書也可以幫助到任何人，不論年齡大小，只要是想擁有一個有意義的充實生活，都可以從這本書獲益。畢竟有一件事是不可避免的：除非我們不幸早逝，否則總有一天會步入老年期。規畫美好的老年生活，應該像規畫職涯或繳納退休金一樣正常。每一個人都要面對「老之將至」這個事實，而你現在的生活方式將對你今後的幾十年生命產生巨大的影響。

我在規畫自己的晚年生活時，仰賴的是我很久以前就信守的原則：當我們的自我覺知提升到最高時，為人類開啟一個新未來並改善每個人的生活是可能的。

過去三十七年來，我一直在幫助人們發現真正的自己，以及盡可能成為最好的自己。為了開發人類潛能，我創辦了「體腦瑜伽」及「大腦教育」，兩者都是以韓國傳統的身心訓練系統——仙道（Sundo）為基礎，現在全球都在推廣這些訓練。我的教學內容包括四十多本已出版的書及兩部影片，每一年我都要巡迴全球推廣，從韓國到美國，然後到日本、英國、加拿大、德國及中國，現在又多加了一個紐西蘭，沿途經常會遇到無數對改善和延長生命感興趣的人。

現在雖然我年紀大了，還是決定繼續前進，就像我還有許多年可活一樣，繼續為全人類建立一個充滿希望且可持續的未來而努力。兩年前，我在紐西蘭北島的凱里凱里

（Kerikeri）小城開始了一個新項目——創建一所寄宿學校和社區，在這處面積三八〇英畝的土地上，人類和大自然和諧相處，數百人可以一起體驗在地球的自然環境中自力更生、自給自足的生活方式。我把這處人類和大自然和諧共存的美麗林地稱為「地球村」。

透過這個地球村計畫，我希望訪客能在美麗的自然環境中遇見真實的自己。我想給人們一個夢想，我稱之為「地球公民」，也就是超越小我，開始擁抱他人和世界，而且我希望它成為一個和諧共存及世界永續和平的典範。

希望你會注意到我這個地球村願景的一個重點：這是一個為人類的未來而設計的願景，而不僅僅是為了今天的人們。在任何年齡，我們都很容易養成只關心眼前事物的習慣，尤其是老年人，更容易對未來漠不關心，不覺得這跟他們有什麼關係，因為他們可能沒有機會經歷。但是，如果我們打算活到一百二十歲，那我們就會成為未來的利益相關者，我們可以活得有目標和願景，直到我們活在地球上的最後一天。對我來說，選擇活到一百二十歲，我就有時間承擔起地球村計畫的所有責任。

我寫這本書，是因為我相信每個人一輩子都可以這樣活著，完整度過一個有使命感及願景的圓滿人生，有價值的生活不僅是前半生而已。這些年來，有很多次、很多人都認為我的計畫很瘋狂，注定會失敗。有時我確實失敗了，但更多時候我成功了，最重要的是，我從未放棄。有許多人的生活因此而變得更好，有許多人找到了自己的人生目標。

如果你已經步入晚年，想要嘗試一些重要的新事物，可能會發現處在類似困境的人通常會告訴你，在這樣的年紀還想做這樣的事，簡直是瘋了。但我現在就可以告訴你，你可以去做。你可以有願景、有熱情地去過你想要的生活，你也可以做些真正能改變這個世界的事情，只要開始做就從來不會太晚。

藉由閱讀這本書，你將會學到關於自己和生命的三件重要的事。

首先，後半生不必然是衰退期。它可以是你的黃金時代，充滿了驚喜、成就感及希望，而這完全取決於你在老年時是否活得有目標。在這本書中，我將幫助你設定與你的高我一致的可行目標。

其次，當你日漸老去，你可以為自己的健康狀況負起責任。當你開始積極地管理自己的老化過程時，將會學到如何創造健康及幸福生活的具體原則和方法。雖然這不是一本關於延長壽命或抗衰老的書，但你會發現這本書中的很多提示，可以幫助你活得更長壽、更健康。

第三，你有力量和潛能去影響全人類與地球的未來，以及你身邊的每一個人。你也可以為創造人類歷史上前所未有的新文化、新智慧，貢獻一己之力。這完全取決於你所追求的價值觀，以及你為自己的晚年選擇什麼樣的生活方式。

此外，我還開發了一些資源來幫助你應用從這本書中學到的東西，包括影片、引導冥想及圖表說明等。想要更深層次的體驗，也可以選擇線上課程。所有資源都能在網站Live120yearsbook.com 找到。

這本書是我為六十歲以後的生活所做的一個完整規畫，你可能也有二十年至六十年的退休人生，你想要如何度過呢？你是否有潛在的目標尚未有機會去實現？讓我們通過這本書一起去尋找答案。

我認為活到一百二十歲，不是一個不可能實現的夢想。這不是奇蹟，也不是只有少數擁有長壽基因的人才能做到。這是一個人在步入後半生時，可以用來挑戰自己的工具。一百二十歲的預期壽命是一個促進人類物種進化的全球性計畫，而不僅僅是個人延長壽命的一個項目。

在看完本書後，我希望你能認真思考你能為地球留下什麼。我們有責任讓所追求的長壽生活，成為對地球、對我們所愛的人以及對我們自己的一個可以實現的祝福。

李承憲寫於紐西蘭地球村

【譯者序】「呷到百二十歲」

陳文燦

二〇一八年初，在美國亞利桑那州的一個修行道場裡，碰到了這本由韓國著名道家導師李承憲先生的英文新著：《我決定活到一百二十歲》。從一九九四年起，在浸潤了二十五年星雲大師的人間佛教之後，我當時正在思索著如何退休過下半輩子的生活。我的家庭和事業都很美好，但像一般職場工作者或事業家，年過六十後就會常常去想規畫。讀了這本書並參加鍛練課程後，我的觀念轉了個一百八十度。本想「好好計畫如何美好的退休，做些自己所謂喜歡的事情」，轉變成「人生才剛過上半場，更重要的下半場正要剛始而已」，從此更加珍惜時間，鍛練身心靈的健康成長，並快樂地努力去積極擴展事業，有了更明確的人生目標。在個人受益匪淺之際，我也成立了讀書會，和一些朋友及員工們利用晚間，在線上一起研討本書，並經由原作者同意，發心義務把它譯成中文，在二〇一九年底出版（中、英文版現在於 Amazon 均可訂閱）。我個人雖一生忙於創業和經營科技企業，但喜愛閱讀，常寫文章詩詞以抒感觸分享好友。這是一本我深覺值得盡全力翻譯以分享華人大眾的一本好書。

華人社會裡，口頭上常祝福長者「呷到百二十歲」。一個口頭禪，大家都說著，卻很少人真正去想去做，當被問到時，也總有很多理由或藉口。「真的可以嗎？」「活那麼久幹嘛！」各行各業的人不論知識人品，好像很怕活得太久的模樣。甚至把活得太久變成了一種負擔或危機感。

對於一個決定要活一百二十歲的人，您是作何感想？李承憲先生在本書中，不僅啟發您為什麼要活得久，也以更實際的行動和生動的例子，分享如何活得久，以及活得有意義、有目的。一百二十歲的圓滿人生，人人有希望，個個有把握！我個人更是覺得「三生有幸」：生涯有意思，生活有目的，生命有意義。

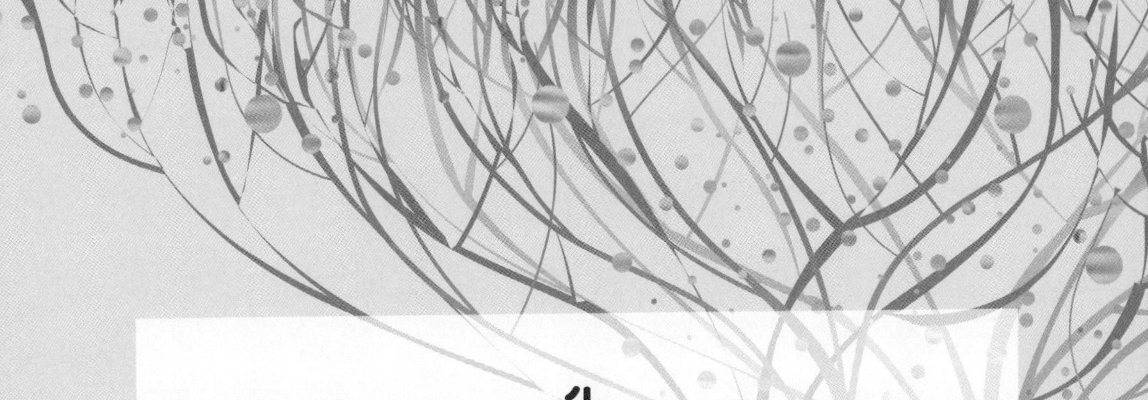

1

67 歲的我，決定活到 120 歲

做個決定，你想要活多久？想要活到希望的歲數，要做到：吃得少、多活動、養成健康的生活習慣，以及設立一個長遠的目標。

我今年六十七歲，而我決定要活到一百二十歲。

就在幾年前，我還認為若能健康活躍地活到八十歲左右就夠了。我父親幾個月前去世，享年九十四歲。他在八十幾歲時，還是精力充沛。他對東方思想和風水有很深的了解，在從教職退休下來後，他的晚年幾乎都花在替鎮上的人家看住宅風水及選墓地，也做一般的生活諮詢。但在八十五歲之後，他的身體開始變得虛弱，最後幾乎出不了門。目睹我父親晚年的急遽衰老，可能讓我下意識地認為，健康、獨立的生活頂多只可能維持到八十歲左右，而到了那時候，我也應該為生命的結束做好準備。

二〇〇八年我和傑西．瓊斯（Jessie Jones）博士合寫了一本書：《花正盛開：成功老化的大腦教育指南》（*In Full Bloom: A Brain Education Guide for Successful Aging*），瓊斯是加州州立大學富勒頓（Fullerton）分校的成功老化中心聯合主任。在這本書中，我們介紹了長生的生活方式，這意味著實現夢想的同時，還要能夠健康且快樂地活得長壽。當年，這本書被《前言書評》（*Foreword Reviews*）雜誌推選為自助書籍的七本好書之一，同樣慶幸的是，它也受到了許多讀者喜愛。我和瓊斯博士在美國、韓國和日本的講座及會議中，有機會見到成千上萬個想要成功變老的老年人。但即便那時候，我也從未想過自己可以活過一百歲。

快跑到終點線，才驚覺自己跑的是全程馬拉松

後續幾個發展改變了我的想法。多年來，我在媒體上見過各種各樣如何活到百歲的故事，也讀過對世界各地人瑞的訪談。然後五年前，我有機會與一百零二歲的李鐘金（音譯，Jongjin Lee）在韓國一起打高爾夫球、聊天。他不僅頭腦清醒，可以充滿活力地打高爾夫球，他的樂觀和風趣也讓我們的談話非常盡興。李的六十六歲兒子和我們坐在一起時說到，雖然他父親有時會因為膝蓋沒力氣而搭高爾夫球車，卻可以很輕鬆地走完四英里的高爾夫球場。李鐘金決定靠走路來保持心臟和腿部的強健，每天早上不論晴雨，六點鐘一定會走出家門，在他家附近的小路上走一個小時，遇上下雨或下雪的天氣，就帶把傘出門。

這次和百歲人瑞面對面的接觸經驗，帶給我無比的震撼。最令人訝異的是，這樣的活力和精神力竟然出現在一個一百多歲的人身上。在那之後，我又遇到了許多令人印象深刻的高齡老人，即使他們已經快一百歲了，卻仍然健康又活力充沛地活著。我開始意識到，百歲老人的時代已經來臨，有許多人正在過這樣的生活。因此我驚覺，人類壽命的驚人成長，是我現在要面對的課題，而不僅僅是新聞上那些吸引人的數據或故事。

一想到自己可能活到百歲，我的第一感覺肯定不是快樂的期待，而是「哎呀！」感

覺就像我在馬拉松比賽中努力跑著，卻在快接近終點時，才發覺這不是半程馬拉松，而是全程馬拉松。我確實驚覺到，我的身心還沒有準備好要參加這樣一場全程的馬拉松比賽。

我從深刻的思慮中得到了一個重要的啟示，意識到自己一直被動地思考我的生命週期——我在世的時間。我原以為這些時間是既定的，是早就注定好的，從來沒想到可以憑著意願來延長。一直以來，我認為長壽是醫學發展或社會文化多次變革後帶來的外在因素，從來沒想過自己可以去主導這個過程。

如果依照過去的思維，我的人生規畫在八十歲時就應該要畫下句點。超過八十歲的人生不在我的人生規畫內，但除非我對老年生活有所規畫，否則我即使活到九十或一百歲，也只會被動、消極地活著。那樣的我，就不足以誇口說：「我決定做自己，為這個夢想而活，依照自己設計的人生活到九十歲或一百歲。」

我為什麼選擇活到一百二十歲？又如何做到？

經過這樣一路反思過來後，我做出了一個改變思路的重大選擇。我決定活到一百二十歲，這是人類在生物學上普遍可被接受的可能壽命。因此，我將我的預期壽命設定為當前科學可以允許的最大年限，然後從一百二十歲的角度重新規畫我的人生。

我選擇活一百二十歲的根本原因，正如我在本書前言所揭示的，不僅僅是我個人對長壽的渴望。根據我的家族病史或我目前的健康狀況，這也不是一個我可以期待的數字。我的選擇源於我對服務這個世界的渴望，以及我對自己人生所設定的偉大夢想負責。為了這個夢想，我必須完成我在紐西蘭啟動的地球村項目。活到一百二十歲這個選擇，為我的個人生活帶來了許多變化。

首先，我對自己年齡的看法有了重大的變化。如果以八十年的壽命來看，現在六十七歲的我，正來到一個末段班的階段；但是，如果以一百二十歲的壽命來看，我才剛過了人生的一半。我還有五十多年可活！那麼，我應該如何去過多出來的這段日子呢？我又為什麼而活？這種思維轉變，讓我有機會再一次認真地思考我是誰，以及思考什麼才是生命中最重要的事，並進一步讓我認清了需要去關注什麼，才能實現我認為重要的夢想和價值。

其次，我開始更積極地管理自己的身心狀態。如果我主動選擇要活到一百二十歲，就不能單純靠運氣，所以維持身體健康就是最基本的。因此，我要努力養成更健康的飲食和生活習慣，並且抓住每個機會鍛鍊身體。例如，想到需要保持足夠的體力來支撐身體的運作，我每天要靠牆做十次的倒立伏地挺身。

第三，我的大腦必須受到刺激，所以我比以往任何時候都要更努力工作。「一百二十年的生命」，這個訊息對我的大腦是一個新的強大衝擊。現在，我的大腦正熱切地搜尋我的思維習慣和行為模式，以便找到需要改變的地方，提醒我要經常修正，才能過好一百二十年的漫長日子。它已經開始湧現新的創意，似乎在向我保證它可以毫無問題地在一百二十年內表現良好。我的大腦似乎在分泌能夠增加積極性和活力的賀爾蒙，我覺得自己像是年輕了三十歲。

我覺得自己的身心正處於最佳狀態，生活也充滿了希望和喜悅，並且比以往都更加積極。主動選擇一百二十年的人生，我有機會以長遠的眼光來規畫晚年生活，而且現在我有更多時間為其他人和這個世界做一些有意義的工作。

科學家告訴你，活到百歲不是問題

自從我選擇要活到一百二十歲以後，不管私下或公開場合，一有機會我都會主動談起這個話題。大多數人都聽得很動心，特別是六十多歲的人，他們會坐下來，身體放鬆向前傾，聽得非常仔細。

但是，我很快就發現，不是每個人都歡迎我的想法，有些人甚至很反感或嗤之以鼻。這些人一般會出現以下三種反應：

- **這真的有可能嗎？或者只是癡人說夢。**
- **哦，我的老天！對我來說，活那麼長就如同地獄一般！**
- **有了決心並不意味著你能活那麼久，不是嗎？我們應該在死前好好享受。**

你呢？當你聽到活一百二十歲的說法時，腦海中第一個出現的想法或感覺是什麼？你是很期待或是感覺有負擔？

到目前為止，最長壽的紀錄是一名活到一百二十二歲的法國婦女珍妮・卡爾門（Jeanne Calment），她出生於一八七五年，於一九九七年辭世。我們也聽說過有些人活得更久，只是這些人的出生日期往往無法證實。據說，地球上大多數的動物，其壽命可以達到生長期的六倍。基於這個理論，許多學者認為人類的壽命可以延長到一百二十年（生長期為二十年）。許多東方的身心修持傳統認為，如果人們能按照自然法則照顧好自己，活到一百二十歲絕對沒問題。紐約市亞伯特・愛因斯坦醫學院一個研究小組最近

宣布，人類的壽命上限為一一五年，但是遭到許多科學家質疑，後者認為人類實際上可以活得更久。

根據二〇一五年聯合國的數據，全球百歲以上的人口約為五十萬。這個數字是二十年前的四倍，而且預計未來將會增加得更快。根據一項調查，二〇一四年有七萬兩千名美國人超過百歲。不久前，全球性的科技公司 Google 開始大規模投資延長壽命的計畫，我讀過一篇文章，說該計畫的目標是將人類壽命延長到五百歲。

我不確定我們能否像 Google 設定的目標那樣長壽，但我認為正常活到一百二十歲的日子，可能比我們想像的要來得快。一九〇〇年人類的平均預期壽命不超過四十七歲，但隨著營養和衛生條件的改善以及醫療技術的發展，人類的預期壽命不斷提高，現在已經來到了七十九歲。

科技發展的速度到底有多快？想想四十年前的生活，那時候能擁有一台個人電腦非常不簡單，當時的人完全無法想像今天每個人都隨身攜帶著智慧型手機。科技的發展、自我保健的普及性，以及健康生活方式的推廣，快速地為人類帶來比我們現在所能想像的更長的壽命。現在四、五十歲的大多數韓國人認為，如果他們能夠管理好自己的健康，就可能活到一百歲。從人壽保險產品的生存期間已延長至一百一十歲，就可以見出端倪。

即便你對人類壽命的延長沒有那麼樂觀，但顯而易見的，我們的壽命一定比父母那一代要長得多。如果你現在六十多歲，那麼你至少應該還可以活二十多年，甚至六十年。

把你現在的年齡乘上0.7，才是真實的生理年齡

「活到一百二十歲？對我來說，那跟地獄沒兩樣！」有些人對活那麼久非常牴觸，認為最後的結局一定是孤苦無依。活得久往往讓人聯想到生病、虛弱、依賴，以及成為他人的負擔。有這些想法的人，可能曾經目睹家人或朋友臥床不起、纏綿病榻終至去世的經驗。我們在新聞媒體上，也經常看到老年生活充斥著各種嚴重問題的報導，進一步加深我們對「晚景淒涼」的負面印象。

當然，隨著我們日漸老去，無法避免會因為衰老而導致種種身心變化。確實，有時候以往覺得輕而易舉的事情，例如舉起重物、爬樓梯，或是快速記住一個新名字，現在已變得不太容易。然而，現在五、六十歲的人，身心狀態比起我們父母那一代的同齡人，無疑是更加年輕和強壯。此外，大多數人在退休時的健康及財務狀況，也比前幾代人要好很多。

選擇活到一百二十歲，並不僅僅意味著延長壽命幾十年，其真正的意義是能夠活得

有尊嚴、有用處、有追求，有能力去選擇自己想要的生活方式，並能夠活得健康又快樂，感受生命的樂趣和回報；而不是身體虛弱、頭腦混亂地一直撐到生命盡頭。

日本是世界上平均壽命最長的國家之一，他們有一種計算生理年齡的新方法：把現在的年齡乘以〇．七。他們聲稱得出的數字，才是你實際感受到的生理年齡，這是因為現代的我們要比前幾代人活得更年輕。以這種方式計算年齡，五十歲的生理年齡是三十五歲、六十歲是四十二歲、七十歲是四十九歲……那麼一百二十歲呢？答案是：八十四歲！

我們的腦袋仍停留在平均壽命為六十歲的老舊想法中，如果沒有意識到這一點，我們往往會習慣性地認為二十和三十歲才是青年時期，而四十和五十歲就已步入中年了，至於年過六十歲，面對的就只有虛弱的身體、不斷失去、痛苦和依賴。

在許多國家，六十五歲通常是退休年齡，而到了這個時候，一個人通常就會被歸類為老年人。將六十五歲定義為老年人，據說是源自一八八九年的德國，當時德國政府從六十五歲開始支付退休養老金。但我們必須記住，當時的平均壽命還不到五十歲。許多病理學家都提到，如今七十多歲的人活得就像一九六〇年代五十多歲的人。從這個角度來重新思考一百二十歲的人生，肯定會改變我們對長壽是一種負擔的成見。

能活多久？看你的生活習慣就知道

身為道教的靈性導師，我教給人們最重要的一課就是：本質上，我們的生命原本就不是我們自己的。我們從大自然中獲得生命，沒有人知道生命會在什麼時候離開我們。如果沒有大自然的恩賜，我選擇要活到一百二十歲是萬萬不可能的。一年後，或者甚至明天，可能就是我在地球上的最後一天。

俗話說得好：「先盡人事，而後聽天命。」意思就是遇到任何事，我們要先竭盡所能地做到最好，然後謙卑地接受大自然的意志，決定你是否成功。終結生命的力量屬於大自然，但我們可以透過管理身心來延長我們擁有的時間。

許多研究已經證明延長壽命與生活方式的關係，因此那些選擇不健康生活的人（酗酒、抽菸、承受過多的壓力），都將因為他們的選擇而減少預期壽命。相反的，那些選擇健康生活的人（養成良好的習慣、規律運動及正向思考），也將會因為他們的選擇而延長預期壽命。

在決定長壽的幾個主要因素中，食物絕對是不容忽視的。你消耗的食物會成為你的身體。倫敦大學一份對六萬五千人的研究結果顯示，比起每天只吃不到一份蔬果的人，每天吃七份蔬果的人過早死亡率低了四二％，每天吃五到六份蔬果的人過早死亡率也降低了三六%。

眾所周知，少得吃是長壽的祕訣之一。根據一項研究結果顯示，適度飲食的人可以多活五年。在日本，許多長壽老人會在感覺到八分飽時就停止進食。除了少吃，還有另一種習慣似乎也與長壽息息相關。《藍色寶地：解開長壽真相，延續美好人生》（*The Blue Zones: 9 Lessons for Living Longer from the People Who've Lived the Longest*）的作者丹・布特尼（Dan Buettner）採訪了世界各地數百名百歲人瑞，發現他們晚餐一般都吃得最少。

運動對延長壽命有效，這個事實已得到普遍認可。根據美國衛生和公共服務部（Department of Health and Human Services）針對四十歲以上的人所進行的一項研究，結果發現每週進行一百五十分鐘的適度運動或七十五分鐘的高強度運動，延長壽命的效果可達三・四年。如果運動量是建議的兩倍，壽命可以延長四・二年，甚至只做了一半運動量的人，壽命也延長了一・八年。

基本心態、生活態度和人際關係對延長壽命也很重要。耶魯大學公共衛生學院的流行病學家貝卡・列維（Becca Levy）表示，對老化抱持積極態度的人比持負面觀點的人要多活七・五年。我們通常認為，生活無憂無慮、悠閒度日的人更長壽，但有一項研究卻推翻了此一觀點，反而是勤奮、盡責、認真、謹慎的性格能夠延長二至三年的壽命——相當於過早死亡率降低二〇%至三〇%。根據三十萬人參與的一百四十三項研究數據顯示，社會關係密切的人比孤立的人平均壽命長七．五年。

打破對身體有害的習慣，對於延長壽命至關緊要。如果一名女性在三十五歲戒菸，其壽命可以延長六至八年。如果她在五十歲戒菸，那麼未來十五年內死亡的可能性會比繼續抽菸的人減少一半。如果你每天坐的時間能夠減少到三小時以內，也可以有效地延長預期壽命兩年。

在許多方面，保持健康的生活方式與延長壽命都有直接關係。我們可以推斷，改變不良的主要生活習慣可以多活至少十年或數十年。當你決定要活到一百二十歲時，沒有人可以跟你掛保證，說你一定能如願。但是，如果我們的假設是基於醫學技術的長足發展和前面所提到的那些研究結果，就可以這樣說：我們極有可能正在逐漸接近這個事實。

活多久？怎麼過？一切都你說了算

為了能更積極、主動地規畫自己的晚年生活，我建議你選擇一個希望的歲數。如果你能自己做主，你會想要活多久？你能馬上想到某個歲數嗎？如果有，為什麼會是那個歲數呢？想要活到某個年齡，需要你下定決心，而不是簡單地期望能活那麼久。把你的意圖清楚、明確地展現出來，而不是嘴巴講講而已。

你選好想要活多少歲數了嗎？接下來，根據你選擇的年齡，計算從現在到你離世前還剩下多少時間。三十年？四十年？或是五十年？我相信大多數人都會剩下一大把的時間。認真想一想，你就會發現剩下的時間至少占了你這一生的三分之一，甚至接近一半。

現在問問自己這些問題：我是否為剩下的時間設定了目標和計畫？活到我選擇的年齡會是什麼樣子？我會想要實現什麼？在此期間，我將會成為什麼樣的人？回答這些問題時，仔細傾聽你內在的聲音。

每個人都可以選擇如何利用被賦予的時間和生命，這是我們擁有的最偉大權力和權利。遺憾的是，只有少數人能夠充分利用這種力量。大多數人對他們明天要做什麼、下週要做什麼、下一個假期要去哪裡旅行，或是這個假期要做什麼，都有一些小小的計畫。然而，卻很少有人對今後的五年或十年做好規畫，更不用說對於自己的整個人生有全盤性的打算，包括當前的生活軌跡，以及人生每個階段（青年、成年、中年和老年）要實現的目標。

如果缺乏一個大藍圖來規畫我們將如何生活，以及為了什麼目標活著，我們最終只能隨波逐流，讓環境主宰事情的發展。法國小說家保羅．布爾熱（Paul Bourget）曾經說過：「我們必須按照我們所思考的方式生活，否則我們最終將按照我們曾經生活過的方式思考。」

在仔細觀察並和一些像我一樣已經步入後半生的人交談過後，我得出這樣的結論：大多數人對七十、八十多歲或甚至更老之後的生活，都缺乏具體的規畫。無論是身心、社交都很活躍的人，或是被動、孤立的人，對於退休後的生活都是如此。即便是那些還忙於各種活動、行程滿滿的老年人（旅行、從事業餘愛好或當志工等），也很少對想要實現的事有個整體規畫。想要讓你的後半生過得健康、幸福，充滿快樂及成就感，你必須有一個目的或目標，讓這段時間過得有意義。

事實上，在選擇要活多久時，首先需要找到一個你想在餘生中實現的目標。隨便挑選一個剛剛進入你腦海中的隨機數字，幾乎沒有意義，這樣的數字不能激勵你活到那個年齡。當我們找到生活目標並賦予活下去的意義時，就會竭盡全力地運用所有的資源來實現這些目標。一旦有必須活到那個年齡的理由時，我們才會更努力地管理好自己的身心，並且保持健康的生活習慣。

奶奶，等我長大有了孩子後，您還會活著嗎？

亞利桑那州坦佩市（Tempe）的蘇珊・吉瑞絲（Susan Gerace）在她七十三歲時，有一個目標是健康活到九十三歲。她做了一輩子的護士和專科護理師，幫助婦女分娩並為患者開處方。身為一名單親母親，她感到非常自豪和感恩，因為她為五個孩子提供了良好的教育，讓他們成長為生活優渥的好公民及成熟的大人。關於她選擇活到九十三歲的理由如下：

去年某一天，我摟著七歲的孫子一起坐著。他問我：「奶奶，等我長大有了孩子後，您還會活著嗎？您還可以像現在抱著我一樣地抱他們嗎？」我回答：「當然。」於是，我計算了一下，選擇了這個年齡。

蘇珊希望為她的孩子和孫子們留下美好的回憶及人生經歷，這個想法給了她一個目標，那就是至少要健康地活到九十三歲。我的一百二十歲和蘇珊的九十三歲都很有意義，因為我們的選擇有明確的理由和目的。

「我要選擇活多久？」認真問自己這個問題，並傾聽內在的聲音。你會發現這是一個非常強而有力的問題，因為它可以讓你意識到什麼才是你最看重的。要讓你的後半生成為生命的黃金時期，就是從這種認知開始。

今天不太可能是你生命的最後一天，但今天是你餘生的第一天，這種可能性是百分之百的。如果你回顧至今的生活，從長遠角度來規畫未來，那麼不管你選擇要活多久，都能擁有一個更健康、更有意義、更充實的生活。

2

選擇走一條圓滿人生的道路

許多人在沒有任何心理準備的情況下，就進入了長壽時代。想想看，當你八十歲時，會做哪些日常安排？會活得快樂、有成就感嗎？還是只會被動、消極地活著，看著時間流逝而無能為力？

高齡化社會的現象在全球已引起注目，這是預期壽命延長及出生率低的結果。預計到二〇五〇年，世界人口將增加二〇%，而六十五歲以上（含六十五歲）的人口將激增至目前的兩倍左右。這意味著，總人口的一八%是老年人，也就是每十個人中就有兩人是老年人。

二〇一四年，美國六十五歲以上的人口有四千六百萬人，占總人口的一四．五%。預計到二〇五〇年將增加至二二%，而到二〇六〇年，美國六十五歲以上的人口將達到約一億人。高齡化社會在已開發國家和亞洲更為明顯。到二〇五〇年，南韓六十五歲以上的人口預計將達到三六%，僅次於日本的四〇%。這意味著，每十個人中就有四個人是老年人，確實是人類一個不尋常的發展。

目前美國的平均壽命是七十九歲。這個統計數據意味著，雖然有些人會在這個年齡之前死去，但是大多數的人都會活得比平均壽命長得多。在我們身邊，也經常可以看到活到八十歲以上或甚至超過九十歲的人，不是嗎？所以問題在於，我們對老年的普遍看法和心態仍然與平均預期壽命六十歲那時一樣。

當你八十歲時，你的日常安排中會有哪些工作呢？平日和週末你會做什麼？你會對什麼活動感興趣？你會活得快樂、有成就感嗎？還是你只會被動、消極地活著，日復一天過著相似的生活，看著時間流逝而無能為力？你能回答這些問題嗎？

很少人在過了七十歲或八十歲以後會為生活設定目標或計畫性的活動，很多人就只是活著。因此，許多人在沒有任何心理準備的情況下進入了長壽時代，他們將面臨二十至四十年不活動或少活動的挑戰。這已不是個人的問題，而是整個國家的問題，更是一個全球問題。這種情況沒有先例：二〇％至四〇％的全球人口有長達二十至四十年的閒置時間。

因此，我們如何度過晚年，其影響是巨大的。如果我們最終過著不活躍、沒有生產力或依賴他人的生活，將對社會造成巨大的負擔。但是，如果我們能夠過著有意義又充實的生活，並分享寶貴的智慧和開闊的視野，就可以做出有成效的貢獻，把我們的文化精髓傳承給下一代。透過賦予這些活動社會價值，我們甚至可以找到方法來解決自身的經濟問題。

經由創造性的思考來尋求答案，並一起準備解決方案，我們將有可能開創一個新的、成熟的、和諧的文化，將年輕人的激情和動力、成年人的智慧與老年人的開闊胸襟相結合。對許多人來說，老年生活是一個現存的問題，也是我們都將面臨的現實，因此必須好好地反思並尋找答案。

第一個六十年，為成功打拚的階段

我一直在深思為什麼人們會將老年視為一個意義不大、生命衰退並慢慢消逝的時期。在這個過程中，我反思了生命週期中所有從出生到死亡的階段。身為人類，我們都要走這一條從出生到死去的必經之路。因此，我們不禁要探討人類應該走的真正道路和它的本質。

此時此刻，我們每個人都走在自己的人生道路。雖然這些路徑有些細節或許不同，但整體路線是相似的。從出生、成長、學習，到工作、成家，然後一直活到老去和死亡。我們可以說六十歲之前的人生是前半生，而六十歲之後的人生是後半生。

> 我們在前半生所走的路和目的地大都是固定的模式，簡言之，就是追求成功，這讓

我們每個人都在朝著明確的成功目標奮進。成功是貫穿前半生的普遍典範，這就是為什麼我會把前半生稱為**追求成功的時期**。

人們在生活的道路上奔波，相互碰撞、起伏翻轉，幾乎所有人都沉迷於追求成功的典範。我們可以想像有一條通往成功的道路，無數人簇簇擁擁地走在路上。他們沒有時間去考慮到底是誰建造了這條道路，他們也不在乎。他們必須謀生（或者直言不諱地說，

他們想要比其他人過得更好），所以盲目地沿著這條路前進。

這條道路現在已被走成了一條寬廣的公路，因為在漫長的人類歷史中，有無數人在這條路上走過。人們不再去想為什麼他們應該走這條路，也不考慮是否還有其他可行道路。路就在那裡，因為其他人都在走著，他們也跟著在人群中奔波而沒有多想。他們忙於追趕前面的人，務求在這場競賽中不會落於人後。

我們還小的時候，成功的典範已開始有意或無意地植入我們的大腦。在學校、職場或甚至在家裡，像這樣的訊息經常會傳進我們的腦海裡：「生命是戰場，所以你必須戰鬥。一旦你加入戰鬥，就一定要贏。」輸了意味著失敗，所以我們不斷努力地爭取勝利。我們每天在天堂和地獄之間來回好幾次，是天堂或地獄則取決於我們是贏或輸。獲勝時，我們的存在價值感會變大，但落敗時，存在價值感會瞬間消失。隨著我們找到工作、賺了錢、組建家庭和撫養孩子，我們對競爭和成功的追求會更加白熱化。

在這段時期，我們通過努力工作獲得想要的東西，同時也為社會的成長和發展貢獻一己之力。我們建立了自己的職業生涯，鞏固了自己的社會地位。透過我們的專業、組織和職責，我們致力於產生好的結果。這一時期的成功可以說是在累積成就、經驗和知識技能。

儘管我們從這個時期的成功中獲益，但它仍然讓我們深陷在競爭的模式中。眾所皆知，不是每個人都能在競爭中獲勝。有人贏，就會有人輸，而這個結果會將我們分為少數的贏家和大多數認為自己是輸家的一群人。在適者生存的競爭架構中，無論是有意或無意，我的成功必會傷害到他人，而其他人的成功也會讓我感到不舒服。這就是為什麼在這種競爭的成功模式裡，找不到真正的平靜。

當我們步入四、五十歲後，許多人會對社會強加給我們，而且我們已經內化的成功模式產生懷疑。有些人在競爭中爬到了顛峰，贏得了想要的所有一切——金錢、名望、權力，然後他們會想：「這就是全部嗎？」即使他們很富有，也不覺得快樂。他們會莫名的空虛，沒有真正的滿足感。即使賺到的錢超出預期，與家人在豪華的海外別墅度長假，許多人還是無法擺脫這種空虛感。那些認真問自己為何如此的人，最終自然會去反思自己的生活。

對許多人來說，第二個六十年的人生從退休開始。曾經對我們很有意義並傾注很多時間及精力的事物，現在突然改變了。從工作中掙得穩定收入，曾經是我們可以為生活帶來規律節奏的任務；從工作獲得的強烈成就感，給了我們能夠在執行項目時督導他人的社會地位，還有職場上如家人般愛恨怨憎交織的人際關係，以上這些都在退休時消失了。

那些習慣追求外在價值，在金錢或工作上大有斬獲的人，退休時都會經歷很大的失落感。沒有了可傾注熱情的事物，生活就會變得空虛、毫無意義，除非他們能找到代替對象。他們會覺得自己活得沒有價值，在這個世界所扮演的角色似乎不見了。

你曾經可能是個工程師、老師、行銷人員、護理師，如果你不再從事這些工作，你現在的身分是什麼？是什麼讓你成為現在的你？當公認的成功再也不是激勵和鼓舞我們的目標時，還有什麼能讓我們的生命感到有價值和意義？在你的餘生中，你能做什麼？你想要有什麼目標？這些都是我們要面對的問題。

第二個六十年，追求圓滿人生的典範

前半生有一個明確的目標：成功。這就是為什麼大多數人都覺得不必擔心其他事情，而且也沒有時間想太多。他們所要做的，就是在家庭、學校和職場所組成的社會體系中，循著前面的道路走下去。但退休後，問題就來了。他們前半生投入精力的那些成功目標，到了後半生一個個消失不見了。沒有明確的典範來定義後半生。人們在前半生走的道路是清楚的，但那條路只存在於退休之前。退休後，沒有一條寬廣的道路可供我們遵循。

因此，人們在面臨全新的退休環境時，對於自己應該如何生活、為什麼而活，自然會感到茫然。目前情況是，退休後的生活要靠自己去摸索。

當人類的平均壽命只有六十到七十歲時，這不是什麼大問題。然而，如果二〇%至四〇%的人口在二十至四十年的時間裡無所事事，沒有任何有意義的目標或活動，那對個人和整個社會都將會造成很大的浪費。我認為，要解決這個問題，迫切需要一個能夠代表後半生的典範。我們必須這樣說：「如果你的前半生一直為成功而活，那麼後半生也可以為某些東西好好活著。」

問題是，應走的路還沒有到位。上半場我們創造了成功之路，下半場卻成了無路可走的荒野。只有極少數的人能夠在這片空曠的原野中，為自己開闢一條明確的道路。大多數人的人生後半段幾乎都在閒置中度過，因為沒有人為他們剩下的日子指出明顯的前進方向。那麼，什麼才是後半生的典範呢？

我認為，**圓滿**（completion）是我們後半生應該追求的價值。圓滿意味著一切所願都已完善或實現。你要圓滿什麼呢？答案是：你自己，以及你的生命。

我相信，人生來是要追求圓滿的。譬如說，每個人都試圖透過人際關係與他人聯繫，這是經由歸屬感來完善自己的一種方式。此外，人們也尋求透過教育和社會進步來提升自己，這也是另一種形式的社會完善。人們也希望透過靈性來追求圓滿，去體驗與神性或宇宙之源合為一體的感覺。

我們都會在某個生命時刻問自己：「我是誰？」追尋生命目的和意義時，這個問題就會出現，因為我們想要找到存在的根源和意義。人類是唯一會問「我是誰？」的動物，所以在生命的某個階段，我們會追求超越成功的圓滿，因為這是身為人類的我們所不可避免的。我們的大腦天生被設定要去追尋生命的真正意義及完整，我認為這是人類真正的本性。

圓滿與可見的外在世界或事物無關，而是與我們內在的意識世界有關，這是一種能感受到內心世界的感覺，是盈滿內心的一種充實感，包括自尊、滿足、完整及平和。圓滿要到生命最後一刻，當我們嚥下最後一口氣時才算完成。圓滿的人生會讓我們在死亡那一刻回顧整個生命時，可以感到滿足和充實，並在平靜與幸福中閉上眼睛。「我沒有任何遺憾或追悔，我這一生充滿了意義，我引以為豪。」只有你自己才知道，你的人生是否圓滿，沒有其他人能夠評判或評估這一點。生命的圓滿程度，完全取決於你內心的滿足感和充實感。

在生命最後時刻，當你回顧一生時，如果想法是：「我這一生的遺憾是，我沒能過上真正想要的生活。」你當然感受不到生命完美的充實感。

根據《和自己說好，生命裡只留下不後悔的選擇：一位安寧看護與臨終者的遺憾清單》（*The Top Five Regrets of the Dying*）一書的作者澳洲安寧照顧護理師布朗妮．維爾（Bronnie Ware）表示，人們面對死亡時最常見的遺憾是：「我應該有勇氣過自己真正想要的生活，而不是別人希望我過的生活。」而有些臨終者的遺憾是：「我不應該這麼拚命工作」、「我應該有勇氣表達自己的真實感受」、「我應該和朋友保持聯繫」，以及「我應該讓自己活得更快樂」。

我們希望過上真正想要的生活、想要更快樂、想要表達自己的真實感受，也想要與他人保持聯繫，而不是終日埋首工作。圓滿人生的其中一個關鍵，就是選擇你真正要的生活，一種你死都不會後悔的生活。所以要想擁有圓滿的一生，首先你必須不斷地問自己：「我真正想要的是什麼樣的人生？」

「我真正想要的是什麼？」這是一個我從小就問的問題，直到三十歲才找到滿意的答案。我本來可以不知不覺地活著，但我並不開心。表面上，我過著正常的生活，但內心卻覺得我的生活是個空殼，而我再也忍受不了這樣的生活了。我突然意識到，不能再忽視生命中那些尚未解決的最根本問題，而且必須挖掘到底，直到深入了解這些問題並找到答案。

當我一顆追求的心變得更加認真熱烈時，我去了南韓全州市附近的母岳山（Mt.

Moak），並開始了二十一天的苦修，不眠不休地專注於最基本的問題，並一遍遍地問自己：「我是誰？我想要什麼？」在找到這些問題的答案後，我終於能夠開始過我真正渴望的生活。

在過去的三十七年裡，我問過無數人同一個問題：「你真正想要的是什麼？」答案各有不同。有些人想做大生意，有些人想幫助處於弱勢和貧困的人，還有些人只想過著簡單、舒適的生活，盡量避免衝突。然而，當我深入探討時，我發現所有答案中都有一條共同的思路。

人們最終想要的不是錢、好車、昂貴的衣服或崇高的頭銜，不是財富或社會地位等物質上的價值。他們真正想要的，是能夠自由、獨立地生活，能夠感受到愛和被愛，以及能夠為比自己更偉大、高尚的目標盡一己之力。簡而言之，人們最想要的，是實現最高價值後所帶來的內在滿足感。

找到真實自我，是比中樂透更大的福氣

真實的活著，才是我們真正想要的生活。但是要活出真實的自我，你必須發掘在這

個世界上什麼是「自我」，你必須找到真正的自我，這樣你才能說：「這就是真正的我。」這是改變人生方向——從一個為成功而活的人生，轉變為一個為追求圓滿而活的人生——的首要之務。

值得慶幸的是，比起其他時間，我們的後半生更適合去尋找自我及實現自我。追求成功的時期，我們為了在競爭中生存，活得如此繁忙，埋頭苦幹而沒有時間可以放鬆下來喘口氣，因此要坐下來深入探究我們是誰、想要什麼，不是件容易的事。我們天天都忙著作為某人的兒子或女兒、作為某人的母親或父親、作為某人的伴侶，或作為我們名片上的頭銜。然而，隨著社會和家庭的責任在後半生逐漸減少，這些標籤開始消失，我們也才有機會單純地為自己而活。

我們不必為那些曾經用來定義自己的標籤正在消失而悲傷；相反的，我們應該敞開胸懷，迎向這些變化帶給我們的可能性。我們不再根據賺多少錢、擁有什麼頭銜，或從事什麼專業領域而被評價。再沒有人對我們大吼大叫，告訴我們應該做什麼、怎麼做，或什麼時候必須完成。當然，身為長者，我們有社會和家庭的責任，但毫無疑問的，我們比起以前更自由、束縛更少。我們現在可以活成自己真正想成為的人，用想要的東西來充實生活，並能根據自己的節奏來調整步伐。這是多麼大的福氣啊！

引領我們走向圓滿一生的真實自我是什麼？我們的真正價值，不能在變化不斷的外在事物中找到。外在的東西總會崩塌，金錢和名望可能隨時不見，我們的身體也會隨著時間變老和衰弱，並以死亡告終。在我們內心有一個自我，它可以冷靜、客觀地看著我們的身體在最後的日子裡衰敗。真正的自我不是我的名字、我的身體或想法，也不是我的知識或經驗，不是我擁有的東西，也不是我的成功或失敗。我們必須拋棄所有那些外在的、人為的價值，去尋求獨立存在的真實自我——我稱之為靈魂。你可以使用不同的名字來稱呼它，一個符合你文化背景和信仰的名字。真正的自我、真實的自我、本質的自我——任何同樣意思的名字都可以。

靈魂不僅僅是一個理論上的概念，而是能量和感覺。靈魂就是我們內心的能量。你是否曾突然感到存在的孤獨，或渴求你存在的本質？這就是靈魂的能量在試圖喚醒我們時，所發送出來的訊息。當靈魂的能量被活化後，我們會感受到純粹的愛、同情及慈悲。那種感覺就是靈魂的能量，也是你存在的本質。我們不知道靈魂的能量何時或如何來到我們體內，但是那種能量顯然存在所有人之內。不同之處在於，它可能仍在某些人心中沉睡，而在其他人心中則已被喚醒。當我們死的時候，雖然帶不走在這個世界所獲得的任何東西，但我們可以帶走一樣東西——我們的靈魂。靈魂是你存在的本質，是唯一與你永遠同在的東西，甚至超越死亡。你的靈魂，就是你正在追尋的真實自我。

每個人都必須找到並滿足真實的自我。我們應該能夠高興並自豪地大喊：「這就是我！」我們必須聲明，無論我們有多少消極的想法、情緒及經歷，都能在心中感受到一個純粹的自我，我們已經找到一個不管任何情況都不會改變的永恆自我。我們應該告訴真實的自我，會在餘生中盡一切努力去實現並完成它的願望。

「這就是我！」多麼溫馨、自信的話！無論生死，我就是我！這個自我就是你追求所有價值的起點、終點和中心。當你遇到並感受到這個自我時，整個身體會為之顫抖。我們為了尋找這個自我，在痛苦中徘徊了多少時光？沒有比找到真實自我更大的福氣了，這是奇蹟中的奇蹟，是比治癒疾病或中樂透更大的奇蹟。

健康和金錢可能隨時消失，而當我們離開這個世界時，都要把它們拋在身後。但是你的真實自我、你的靈魂，卻是你永恆的伴侶，始終都會跟你同在。在這個世界上，你能體驗到的最有意義、千載難逢的事，就是找到你的真實自我。這是一個驚天動地的奇蹟。

金錢、權力、世俗的成功，或是男女之間的情愛，都不能滿足你的靈魂。與其被世俗事物所滿足，靈魂會讓我們說：「這就是全部嗎？然後呢？」即使我們想要的一切都在手中。我們要愛真實的自我，愛到心臟都可爆裂，愛到至死不休，瘋狂地愛它，並透過聲稱「這就是我」，將它銘記在心，成為你全部生活的中心。

在回顧我這一生時，我意識到所有夢想和願景背後的驅動力就是真正的自我。我之所以能夠開始追求圓滿的生活，是因為我找到了真正的自我，這是無可替換的珍貴。我確信所有人都擁有這樣的自我，而且所有人都擁有一種能讓他們發現真正自我的覺知。然而，這並不是說你可以從外面其他地方帶來真正的自我；它一直在你之內，而你所要做的，就是揭開它。

要找到真正的自我，不需要考試，也不需要競爭，而且沒人能幫你找到它。除了你自己，沒有人能夠決定你的存在和永恆的價值，包括所謂的權威人士。沒有學校、國家或宗教能為你做這件事，只有你自己才能找到並創造自己的價值。你的價值之所以珍貴，不是因為別人的認可，而是因為你自己創造了它並賦予它意義。當你找到真正的自我，你的生命就可以重生。

從個人層次的小我，轉換為宇宙層次的大我

如果發現自我是圓滿生命的第一步，那麼第二步就是成長並實現你所發現的真正自我。所謂的自我實現，就是過你真正想要的生活。

你真正的自我想要什麼？答案是成長和圓滿。你的真正自我（你內在靈魂的能量）想要的，就是成長和圓滿。剛被發現的靈魂能量是純潔的，但同時也是脆弱的。發展這種能量的方法，是與你周圍的人分享愛的能量。這樣做，可以讓靈魂的能量成長和成熟。然後，另一種覺知出現了：你的真正自我並不局限於你的身體、成見和個性（這些都是小我）。相反的，它是與萬物連結並合一的大我。當你從個人層次的小我覺醒過來，轉換為宇宙層次的大我時，你的意識也會跟著大幅擴展。

人們一旦變得成熟，就會有一種共通的態度。我們希望過著可以對他人和世界有貢獻的生活，而不是只追求自己的利益。當我們自認為對其他人的健康、幸福及和平有所貢獻，哪怕只有一星半點，我們也會感到驕傲和滿足。我們會有這種感覺，是因為這是人類的天性。

在走向圓滿的後半生時，我們可以透過表達內心的善良來充分發揮和實現自我。如果我們的前半生是用來學習、擁有和累積，那麼後半生將是為了分享和奉獻。幫助別人，不需要等到我們很有錢。進入後半生的人，擁有長期累積的各種知識、生活經驗及技能，還有可以自由運用的時間、寬容和仁慈。無論你想付出什麼，只需要跟著你的心走，並依照個人的條件來跟他人分享。你的生活經驗和智慧不應該只屬於自己，而是要盡可能地擴大範圍去幫助他人。分享你的生活，留下一些東西給那些曾經幫助你成就今天的人和社區。

當我們是付出而不是接受時，內心會產生最大的滿足感。我們對世界能有多大的影響力，取決於我們能付出什麼，而不是能得到什麼。

握緊拳頭，同時深吸一口氣。你會發現，想要在這種狀態下持續吸氣非常不容易做到。現在放鬆你的拳頭，然後呼氣，這會讓你感覺更舒服。追求成功的時期靠的是獲取和累積，如果以身體來比擬，就像是握緊拳頭並盡可能吸氣一樣。沒有人可以一直保持這種吸氣狀態，我們必須放鬆拳頭和呼氣。後者就是圓滿時期的生活態度。我們在圓滿時期，必須懂得分享並提供我們在成功時期所得到的東西。只有這樣做，我們的生命週期才算圓滿。

如果到了七、八十歲，你還想過著成功時期那樣的生活，只注重外在價值的累積，那麼你就無法取得圓滿時期給你的饋贈。你的內心將沒有空間來容納內在的價值（例如憐憫、自由、寬容、冷靜、和諧及平和），也將會失去體驗生命真正意義和人生智慧的機會。不要重複成功時期的生活，那時的你總是煩惱要如何比別人得到更多，如何在別人面前表現良好。如果你繼續在成功時期的所作所為，而不是練習清空自己，那麼你死亡的那一刻將是可怕和不快樂的。在這種狀態下結束生命的人，是不得圓滿的。

成功與圓滿的主要區別在於，追求圓滿不需要競爭。成功的人為了獲得更多而不得不競爭，因為他們的戰利品是有限的，分享會讓他們的份額變小。然而，圓滿的內在價值是無限的，所以當你分享所擁有的東西時，你的份額不會變小。

實現你的圓滿，並不會減少他人實現圓滿的機會。與他人分享平靜，不會讓你變得不平靜。實際上，你的平靜反而增大、加深了。成功是一場競賽，獎勵只會給第一個衝過終點線的人，而圓滿則是一場人人有獎的比賽。

對於我們這些進入圓滿時期的人來說，世界不再是一個我們為了生存而奮鬥的戰場；相反的，這是一塊「種豆得豆、種瓜得瓜」的誠實土地，自己播種什麼就收穫什麼。在這塊土地上，我們不需要與他人競爭，而是應該真正地去分享我們的勞動，並互幫互助帶來收穫。

生而為人，我們勢必要走完此生該走的道路。迄今為止，在人類所創造的生命週期中，追求成功一直是唯一被取用的途徑。但這是一個不完整的週期，只帶我們走了人生的一半。現在我們需要準備一條道路，來走完剩下的一半生命。當我們踏上圓滿之路時，我們的生命也終將得以完整。如果這種高齡化的文化可以廣泛傳播，那麼所有人都將走上追求圓滿的道路，社會和人類的未來無疑將會越來越好。

這條圓滿的道路是我們生命的新途徑，能夠真正改變你和我。我認為這是一條人類發展真正要走的道路，也是我們應該走的正途。

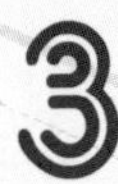

追求靈性成長，拒絕無所作為的老年生活

我們的生命就是一個昇華的過程，也是一個自我拯救的過程，你無法依賴別人或任何外在系統。要做到這一點，你需要真正的覺醒，並透過日常生活來落實。

在追求圓滿新生活的道路上，我們需要思考一個重要的里程碑。這個里程碑就是死亡。在死亡的那一刻，我將會如何看待自己的生命？我是平靜的嗎？我會沉浸在滿足感中嗎？或是我將會焦慮、懊悔呢？那一刻的感受，可以被視為對我們這一生的全面總結。然而，思考死亡的目的，並不是讓我們沉浸在負面的情緒中。相反的，這樣做是為了讓我們目前的生活更有意義、更充實。死亡為我們樹立了一個標準，並激勵著我們要過更好的生活。

在生命的最後一段時刻，最根本的憂慮是死亡。每個人都會偶爾想到死亡，但對老年人來說，死亡是一個非常現實、迫在眉睫的問題，不是在遙遠的未來才會發生的抽象概念。年輕時，你可以自由選擇向左或向右，行走在崎嶇或平坦的道路上。然而，當你面臨即將到來的死亡時，感覺就像進入了一條死胡同，再也沒有回頭路了。你會意識到一個無法選擇、不可避免的命運——死亡，它正等在道路的盡頭。

雖然在身體層面上，每個人都會以同樣的方式經歷死亡：呼吸停止、心臟不再跳動、大腦活動停止。不過，並非所有死亡的情況都是相同的。根據目睹過許多人在臨終關懷下死去的醫護人員表示，人們死去的情況與他們的生活方式密切相關。那些因為沒能過上自己想要的生活而感到遺憾的人，通常死的時候會更難受。在死亡的那一刻，他們可能無法控制身體的動作，而會有更多的僵硬和疼痛，而且呼吸也可能會變得非常不規律。

相反的，那些認為自己這一生沒有白活的人、肯定自己的人生是美好的人，以及認為自己不可能再有更合適的生活方式的人，通常更能夠輕鬆地面對死亡。他們更有可能在平靜中閉上眼睛，他們的身體放鬆，臉上露出滿意的笑容。最終你會遇到怎樣的死亡情況，取決於你是否對過去所走的道路感到滿意。

死亡不是結束，而是為了成全及圓滿生命

假如人類沒有死亡會是什麼樣子？想想看，如果我們能夠永生不死，我們真的會快樂嗎？如果你一直重複過現在的日子，日復一日，持續數千年，你會有什麼感受？那樣的感受可能不會太好。你必須持續努力地尋找食物和住所，為身體提供溫飽及適當的休息。每天為生存而競爭的痛苦，將會讓你筋疲力盡。這種沒有盡頭的無聊生活和痛苦，會讓你想盡快死去。長生不死的單調、無聊，也可能讓你對自我成長和靈性的追求失去興趣，變得毫無進取心。

事實上，死亡對我們的靈性覺醒是一種不可思議的祝福。既然知道給我們的時間不是永無止境，我們當然會盡量好好利用這段寶貴的時間，不會任意浪費。我們不曉得死

後是否還有某種特殊的現象或其他世界在等待著我們，畢竟死後的世界是未知的，沒有人能夠肯定地說什麼——就是這種不確定性，讓我們努力過好現在的生活。換句話說，我們追求完整和永恆，是因為我們是有限的存在。如果我們擁有無限的生命，從一開始就是永生不朽的，就沒有理由對追求圓滿感到興趣。因為我們是不完整的有限存在，所以本能地被完整和永恆所吸引，渴望超越有限。這就是為什麼我覺得死亡是造物主的偉大設計，是為了人類生命的圓滿而準備的。

在韓國文化中，有許多用來表達死亡的詞語。那些活在世上只會傷害他人的人，被稱為該死或挨刀（뒈지다）的傢伙，包含著很多的負面情緒：這樣的人像動物一樣地活著，死了最好。第二個用來表達死亡的韓語是죽다（jukda），意味著普通的死亡，沒什麼情感。第三個韓文是돌아가시다（doragashida），原義是返回，延伸意思是去世，指死者回到了原來的地方；這種表達用於哀悼父母或長輩的死亡。第四個用來表達死亡的韓文是붕어（bungeo），意思是崩殂，指的是超越個人或家庭利益，以國家或公共利益為先的人之死亡。更高的級別是Chunhwa（天化或昇華），指稱死者是依循韓國仙道（Sundo）度過圓滿一生的人。

我從韓國的仙道文化學到了將死亡視為生命的完成，而不是結束。對仙道而言，昇華是人類可以體驗到的最美麗、最平靜的一種死亡。從字面上看，Chunhwa 的 chun（天）意指天堂，而 hwa（化）指的是轉化。天堂在此既代表生命的源泉，也代表我們如天堂般的本性——也就是完美無缺。昇華指明一個發生在我們之內的偉大循環，透過我們在這個世界的生命旅程，實現了自我的圓滿，然後回歸生命源頭。

追求圓滿，就像毛毛蟲蛻變成蝴蝶

當我描述昇華的概念時，經常用毛毛蟲蛹化成蝶的故事來當例子。毛毛蟲每天除了專心吃葉子，什麼都不做。牠每天都這樣做，直到在某個時間停止進食並開始從身體裡吐絲成繭。經過長時間的耐心和蛻變，毛毛蟲總有一天會展開耀眼的翅膀，成為美麗的蝴蝶在天空中飛舞。不管你再怎麼盯著在樹枝上爬行的毛毛蟲看，都很難想像牠會變成一隻有翅膀的蝴蝶。但隱藏在毛毛蟲身體裡面的，是能讓牠變成蝴蝶的元素。這是生命的奧祕、大自然的法則，不是可以人為製造出來的。毛毛蟲在大自然的法則下，造繭並準備進入下一階段的生命轉化——蛻變成蝴蝶。

就像所有毛毛蟲都有讓它們成為蝴蝶的基因一樣，韓國的仙道也認為人類具備內在種子，可以讓我們達到圓滿。這個完美的內在種子就是靈魂。人類之所以能達到圓滿，最根本的原因，在於我們是兼具靈魂與身體的生命形式。身體的生命無論付出多少努力想要保存，最終都會以死亡作結。這就是為什麼身體永遠無法到達圓滿之境。只有透過靈魂，人類才能超越有限的物質生命，接近無限和永恆。

如果你想超越成功去追求圓滿的價值，如果你想在死亡的那一刻能得到真正的平靜，那麼問問自己這個問題：「我的生活應該以身體為中心，或以靈魂為中心？」當然，我們必須照顧並滿足身體及靈魂的需求，這是我們與生俱來的任務，因為我們是擁有身體的生命形式。然而，關鍵是要知道你是以什麼為中心，以及你將遵循什麼來引導生命的動力。

三個丹田系統，人體內建的能量中心

韓國仙道認為，靈魂的成長和圓滿是人類應該追求的終極生命目標，而我們的身體也包含著一個完美的系統來實現這些目標。這個系統的核心就是「氣」，印度醫學稱為普拉納（Prana）。氣是構成萬物的生命能量，人體的氣能量系統是最偉大的人類科技，

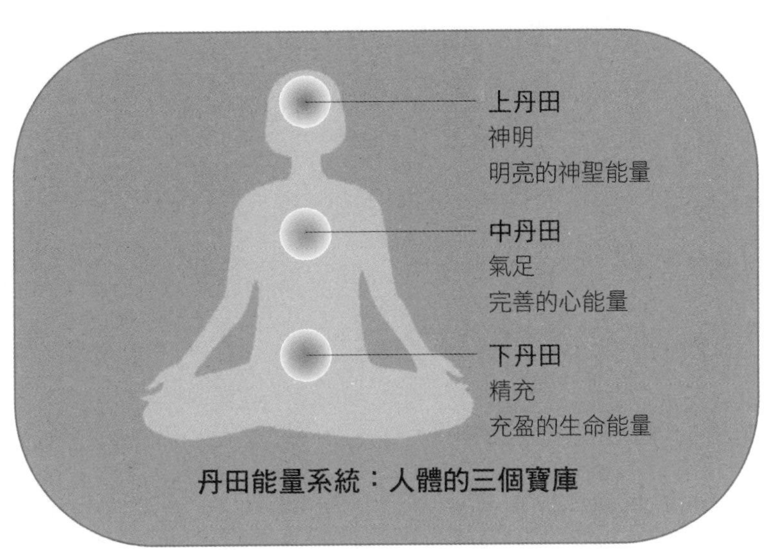

上丹田
神明
明亮的神聖能量
中丹田
氣足
完善的心能量
下丹田
精充
充盈的生命能量
丹田能量系統：人體的三個寶庫

是維繫人體運作一個不可思議的內建型小宇宙。

在韓國仙道中，把這種氣能量的中心稱為丹田或能量場，這個概念類似印度瑜伽傳統所說的「脈輪」。我們的身體一般有三個能量中心：下腹部的**下丹田**、胸部的**中丹田**，以及大腦的**上丹田**。這三個能量中心各有不同名稱及獨特的能量，下丹田的能量被稱為「精」（*jung*），管控身體的力量；中丹田的能量被稱為「氣」（*ki*），管控心的力量；而上丹田的能量則被稱為「神」（*shin*），管控心智的力量。這三種能量的性質並不是一成不變的，它們會根據我們的想法、感受、意識及周圍環境而不斷變化，並且始終都能經由我們的努力來升級。修習仙道的重點，就在於增強每個能量中心，提高其能量水準。

韓國也有描述這三種丹田能量的理想狀態：**精充**（Jungchoong）之意表明，丹田的精能量越充盈越好；**氣足**（Kijang）表示中丹田的氣能量越成熟、飽足越好；**神明**（Shinmyung）表示，上丹田的神聖能量越明亮越好。

想要進一步了解人體的能量系統，透過自己的感覺來體驗氣場的能量是必不可少的，這對掌握能量的進展有很大的幫助。此外，在Live120YearsBook.com網站上還有一段影片，提供如何提高能量敏感度的自我練習。

精充、氣足及神明，是人體能量發展很重要的三個階段，因為它們是靈魂圓滿和昇華的具體步驟。仙道圓滿，就是人體能量發展和轉化的具體過程和境界。一旦下丹田充滿了生命能量，它會促使中丹田的靈魂能量成熟並擴展；而中丹田成熟的靈魂能量上升到頭部時，會喚醒並照亮大腦的神聖能量。

在韓國仙道中，能量發展的最後階段被稱為「人神合一」，此時靈魂的能量會與神聖能量匯合。這意味著心中的靈魂（或稱為人類能量）及大腦的神性（或稱為神聖能量），會合為一體。靈魂和神聖能量在大腦的上丹田相遇成為一體，就像精子和卵子在母親的子宮裡相遇而孕育出胎兒一樣。在上丹田結合為一的靈魂和神聖能量，會在死亡那一刻體驗到靈性誕生；就像胎兒在子宮中九個月後，出生時會經歷物質身體的誕生一樣。得到圓滿的靈魂會離開身體，然後融入宇宙偉大的生命能量，這就是「昇華」的能量現象。

此時重要的是，得到圓滿的靈魂，其能量是否能經由我們身體的某個出口離開。在韓國仙道中，這個出口被稱為「天堂之門」，也就是與天堂相通的門戶。在韓國的傳統文化中，隨意觸摸一個人的頭頂或跨過躺臥者的頭部，都是不被允許的。頭頂是最高的人體部位，也是與天堂相通之處，一向被視為接收天堂能量的門戶。只有少數人知道，功德圓滿的靈魂會在肉身死亡時從頭頂離開。這就是昇華的奧祕。

理解這一點，並在日常生活中開發大腦和身體的能量系統，就可以打開頭頂，與宇宙的能量連接起來。然後在我們死亡的那一刻，靈魂就會很容易地與這個能量源頭融為一體。

人神合一，是指我們內在的個別靈性本質與宇宙的整體靈性本質合為一體。當個人感覺到與整體相連結，並體驗到自身的神性時，我們就稱之為人神合一。這種經驗可以發生在深度冥想的過程中，也能夠透過日常生活中的平凡時刻體驗到。當我們感受到超越生死的無限生命能量時，當我們遵循生命能量的法則而深深感恩時，當我們超越自己的利益去分享純粹的、無條件的愛而感受到靈魂的滿足與慈悲時，當我們覺得自己是大自然的一部分並與大自然合一時，以上這些時刻都是靈魂與神性碰撞出火花的時刻，也是我們更接近圓滿的時刻。

那麼，我們怎樣才能透過精充、氣足及神明的三個階段，成長並圓滿我們靈魂的能量呢？仙道提出以下三種修練方式：原理的修練、實踐的修練，以及生活的修練。在我的書《生活之道：日常覺醒的永恆原則》（*Living Tao: Timeless Principles for Everyday Enlightenment*）中有詳細介紹，在這裡只簡短說明於下。

原理的修練是為了打開我們內在的智慧之眼。當這種靈性眼睛打開後，我們就能看到隱藏在生命和大自然的法則，然後開悟就會自動發生。這種覺醒不應該只是停留在心智裡的一次性領悟，而是必須滲透進身體裡；而**實踐的修練**會讓這一切成為可能。

我們的身體是實踐的修練工具，而不僅僅是承載各種欲望的肉身。身體是涵養靈魂的珍貴容器，沒有身體，我們就無法遇到並培養靈魂。你可能已經有過這樣的經驗：心智一團混亂時，散個步或做點運動後，會頓時感到神清氣爽。訓練身體是陶冶心智的最佳方式，透過訓練身體，你可以淨化和提升體能及心智能量。簡而言之，身體力行的修練是為了培養身體和心智的能量，好用來精進靈魂。

生活的修練是經由日常生活的行動來培養靈魂的能量，並透過工作或跟他人的關係來分享及運用靈魂的能量。如果說原理的修練就像播下覺醒的種子，那麼實踐的修練就如同種子發芽、成長，而生活的修練就是開花、結果。換句話說，真正的覺醒、開悟不能只靠長久的冥想，而是必須透過日常生活來實現。當你把實踐、教導及分享覺悟等落實到生活中時，你的靈魂能量就會日趨成熟，神聖本質的能量也會更加明亮。

當原理的修練、實踐的修練及生活的修練像三個聯鎖齒輪一樣互相帶動轉個不停時，其力量會強大到像一輛馬力十足的車子，推動你走向圓滿的人生。透過這三種修練，身體會充滿活力，心中會充滿愛，大腦則會充滿智慧及創造力。於是，你將成長為一個有勇氣、有膽量的人，不輕易被生活中的情緒風浪所動搖。你會充滿大愛和慈悲，慷慨地幫助他人而不求回報。你會熱愛人類和這個世界，對宇宙的美好有更堅定的信念。

每個生命都像藝術品，可以自由創作

每個人來到地球，遲早都必須返回天堂。如果有人只知道地球而不知道有天堂，那麼除了地球，他將無處可去。身體屬於地球，而靈魂屬於天堂。所以我們的肉身會回歸塵土，而靈魂會回歸天堂；但除非你了解天堂，否則根本回不去。對於肉身來說，終途只有死亡而沒有圓滿。你的人生觀，將會根據你是等待肉身的死亡或是等待靈魂的圓滿而改變。

靈魂是我們死後唯一可以帶走之物，也是我們唯一能依靠到最後的東西。另一個我們可以用來指稱靈魂的名字是「良心」（conscience），而且只有一個人能真正評價你的良心，也就是你自己。任何人或任何世俗標準都不能評判你的良心，你就是自己的良心和天堂。昇華的中心原則是，你必須憑藉良心、發自真心地對自己活過的這一生感到平靜、滿足及自豪，而這取決於你把自己的靈魂能量提升了多少。

靈魂能量的提升有一個標準：你的三個丹田中心（大腦、心及腹部）的能量必須一致，並且有合為一體的感覺。換句話說，你的想法（大腦）、情感（心）及行動（腸道）不應該是分開的，而是合為一體的。簡而言之，你應該心口如一、誠信行事。無論你的冥想有多深入，無論你讀過或背誦過什麼偉大的經文，除非你能夠採取行動並知行合一，否則靈魂能量的提升都是有限的。同樣的，如果你做善事是出於私心，那麼不管你的善行有多大，靈魂能量都不會成長。當你處於一種純淨的狀態，想法、情感和行為都是一致時，你的靈魂能量就會被活化和提升。這與他人的認可無關，只與你的靈魂是否對它自己滿意有關。

在為老年生活做準備時，很重要的一個認知是，你可以懷抱著昇華的夢想來迎接你的晚年，而不是只能等待著變老和死去。雖然昇華指向的是一個理想的死亡，但它也意味著一個終生尋求靈魂成長和圓滿的過程。我們的生命就是一個天化或昇華的過程，我常這麼描述昇華：「昇華就是我在拯救自己。」這是你在拯救自己，無法依賴別人或任何外在系統。政府不能替你做這件事。光是「相信」不會讓事情成為現實，也沒有任何人能代替你的位置，而讀再多的書或掌握大量的知識也無濟於事。

重要的是，你自己的選擇。首先，你必須選擇自救，而不是依賴外在的事物。這是關於一個決定：「我選擇實現昇華，我要自救。」而且你覺知到自己什麼都不缺，一切具足。你有靈魂，這是你內在完美的種子，你要繼續培養它。讓這種完美持續成長，直到你的靈魂最終達到圓滿。

簡單地說，我想把這種完美稱為天堂般的心靈。我們內心都有一個像天堂般明亮、純潔、高尚的心智，一個能夠包容和愛護任何人事物的心智。沒人知道死後會發生什麼，雖然有很多關於來世的猜測和承諾，但沒有人能保證，而我們也無法驗證結果。只有一件事是我們可以直接感受到並確信無疑的，那就是我們內在如天堂般聖潔的心智。這顆心是完美的種子，持續去開發它，直到它最終與天堂合而為一，直到它與宇宙的生命能量合而為一，這將導致靈魂的圓滿而昇華。這不是盲目地相信，而是透過你自身內在的能量現象可以直接感受並體驗的。

生與死都不知昇華為何物，是悲哀、不幸的。除非你知道昇華，否則只會從身體層面去想死亡。以這種方式面對死亡，會有多焦慮和害怕？人生到最後，放手一切而死去，當然是可怕的。然而，如果你知道有一朵花會在死亡中綻放、在昇華中新生，那麼死亡就是一個巨大的希望和祝福的時刻，而不是悲傷或絕望。

死亡是讓靈魂得以圓滿的舞台，我們總有一天要走上早就為我們準備好的死亡舞台。你是會恐懼地顫抖著爬上舞台，或是無畏而自信地走到聚光燈下？那些靈魂圓滿的人是死亡舞台上的明星，他們無畏地走上死亡舞台，這就是昇華之道。

當我們在這個世界上完成了所有該做的事情後，當我們的身體真的已經疲憊不堪時，我們需要一個美麗、有尊嚴的死亡。昇華就是一種有尊嚴的死亡，一種最偉大的死亡。昇華是我們超越生死，進入永恆世界的大門；昇華的死不是恐懼、不是悲傷，而是喜悅和榮耀。如果能夠了解昇華的原理，我們的生命就不是痛苦，而是藝術創作。當我們向靈魂的成長和圓滿邁進時，所有因為生命有限而產生的精神焦慮和衝突，都將化為我們在生命中創作藝術的機會。

你會讓自己活得很痛苦，或是把生命變成藝術創作呢？這完全取決於你。只有你才能提高自身的真正價值，讓生命更加珍貴。那些每天都以靈魂圓滿為目標去創造的人，才是真正的生活藝術家。

成為一個覺醒者，讓靈魂跟著你一起成長

韓語中，有一些詞語把生命的幾個階段表達為靈魂成長的過程。成長階段的人被稱為 eorini（兒童），到了追求成功的階段就稱為 eoreun（成人），活到了追求圓滿的階段就稱為 eoreushin（長者）。在這三個韓文中，都有 eol 這個組成元素。eol 可以被定義為靈魂或靈性。

一個人想要成熟，他或她的 eol（靈魂）必須成長。用以表達生命第一階段的韓文 eorini（兒童），指的是 eol 還小、還不成熟。當靈魂還小時，在思考和行動上都會將自我或情感放在首位，而不會細心去考慮別人。這就是為什麼孩童會以自我為中心去判斷和行動。他們喜歡什麼、想要什麼、想吃什麼，這些都是擺在第一位的。

孩童會逐漸成長為 eoreun（成人），這意味著靈魂已經成長。成年人的靈魂已經成熟，能夠為自己的事情負責，並包容周圍的人。在你經歷過追求成功的階段後，你的靈魂成長得越多，就越有可能成功。然而，我們環顧四周時，會發現許多人的行為舉止與

他們的年齡不符，即使年紀老大，還是有人的行為舉止不像個成年人。他們還是像小孩子一樣，總以自己為導向去判斷，一點都不考慮到周圍的人。這是因為他們的靈魂還沒有成熟。

進入老年期的成年人在韓文中被稱為 eoreushin（長者），意味著其靈魂或靈性就像神（shin）一樣，聰明又有智慧。如果成長階段的孩童能在建立體力的同時，也處於「精充」階段，那麼到了追求成功的成年期，就會知道如何將心靈力量（靈魂能量）擴大應用在「氣足」階段。到了長者的最後階段，也就是追求圓滿的時期，如果能夠上升到「神明」階段，就擁有了洞悉自然和生命法則的智慧能量。換句話說，eoreushin 就是開悟的長者，他們的神聖能量在上丹田閃閃發光。

長者和老年人指的都是已經老去的人，但這樣的稱呼僅是表達了他們被看到的外表。但韓文中的 eoreushin 不一樣，指的卻是一個擁有智慧和光明靈性的老年人。在韓國的傳統文化中，一個人的生命週期是由 eol（靈魂和靈性）而定，並不是由肉身來判斷，而變老只是陶冶靈魂、照亮靈性、追求圓滿的一個過程。

韓文中的 eoreushin，就是用來描述那些已經把靈魂陶冶成如神一樣光明的人，它教導我們人類最終應該遵循的道路。成為一個能夠洞察自然法則、分享生活的美德和智慧，並受到周遭人尊重的長者，是每個老年人的願景，一個能讓我們至樂至美老去的理想。

要想成為一個開悟的長者，不會只是因為身體老化而自動發生，你的內在必須足夠成熟、足夠寬容、充滿大愛，並具備大智慧。簡言之，這樣的你應該會散發出一種靈性的能量，了悟大自然和生命的法則，並透過身體力行來發展自身的能量，以及分享自己的人生觀去創造真正的快樂和歡喜。以上這些，是成為一個開悟長者的方法。

我來說說《阿里郎》（*Arirang*）這首歌，歌詞描述的是一個醒悟到真實自我並追求圓滿生命的人。《阿里郎》是世世代代的韓國人都很喜歡的一首民謠，還被聯合國教科文組織列為人類非物質文化遺產。其歌詞的原來意思是：

阿里郎，阿里郎，阿拉里喲。
你正在翻越阿里郎山。
你拋棄了我，我的至愛，
但你走不到十里路就會跛腳。

表面上，這首歌聽起來像是對分手戀人的怨恨。但是，我將它理解為對追求圓滿的一種熱切願望。

在arirang這個韓文中，a代表真實的自我，ri代表覺悟，而rang代表喜悅。因此，「阿里郎」的意思是「真我覺醒的喜悅」。「你正在翻越阿里郎山」的意思是，人類的生命是一條上山的路，這條路上多有顛簸，可以喚醒真正的自我。「你拋棄了我，我的至愛」，這些話指的是還沒有覺醒真我的人。接著下一句「但你走不到十里路就會跛腳」，其中的數字十代表圓滿。就像基督教的十字架和佛教的卍字，兩者都有漢字中代表圓滿的「十」這個字。無法走到十里路，意味著無法到達圓滿。

這首歌繼續唱道：

啊，喚醒真實的自我是多麼歡樂，
我們的生命是一條上山的道路，用以喚醒真正的自我。
那些沒有覺醒到真我的人離開時，將無法達到圓滿。

正如《阿里郎》的歌詞，我們要欣然接受人生道路的顛簸、坎坷，這有助於我們喚醒真正的自我。我希望每個人都能樂意走在這條路上，感謝在崎嶇的人生道路上等待我們的每一課。然後，我們將開始看到人生道路上美麗又可愛的風光，以及在通往真正自我及圓滿的路程中，與我們同行的人。

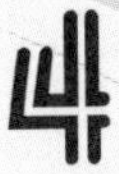

改寫生命故事，我們擁有選擇的自由

我們必須冷靜地回顧過去，並有意願去掃除隱蔽真正自我的所有事物。記住，不要讓過往的故事給你帶來困惑、傷害和絕望，而是把過去當成推動力，讓今天和明天變得光明和強大。

為了後半生能過得充實，擁有一個能給你真正滿足和圓滿靈魂的生活，你必須經歷一個過程，花時間去反思你的前半生並規畫你的後半生。

你必須充分體認到，現在是你人生中的關鍵轉捩點。這一點非常重要。你會把前半生追求成功的生活模式延續到後半生嗎？還是會把後半生拿來補償前半生的奔波、努力？或是你會從圓滿的角度，重新去創造及開展你的生活？這要看你在這個轉捩點如何選擇。

在進入後半生時，許多人會開始回顧過去。當他們回憶起美好或艱難的時光時，特別會沉浸在回憶裡。但是，這種被動式的回顧是不夠的。你必須花時間對你的人生做一次過渡時期的計算，積極地、刻意地去反思你的過去，並打算用新思維和新目標來規畫即將到來的圓滿時期。

新生不會自動到來，生活也不會因為你又老了一歲就改變。即使你只有三十歲，也可以理解這一點。歲月流逝、季節更替，只有你能夠賦予這些變化意義並選擇新生。除非你反思過去一年所學到的東西，並考慮如何將這些經驗應用到未來的生活中，否則多長了一歲也不會讓你變得更聰明。同樣的，除非你花時間有意識地去回顧並深刻反思你的前半生，否則前半生也只剩下短暫的記憶和感受，你過往的經歷不會發展成智慧，讓後半生過得更好。

我曾經聽一位學者說過，多達九五%的人今天過著和昨天一樣的生活，和一個月前一模一樣，沒有任何改變。新生不是自然而然發生的，它只會降臨在那些有意識去追求它的人身上。只有在黎明時睜開眼睛的人，才能看到曙光。黎明到來時，如果你不睜開眼睛，仍舊像待在黑夜裡一樣。雖然春天來了，但除非你知道這是播種的季節並及時播種，否則你無法在秋天收穫穀物。在我們面前展開的長壽時代擁有無限的潛力，可以按我們的意願去圓滿我們的人生。然而，除非你察覺到它，並有意識地去規畫你的後半生，否則它也只是一個未能實現的可能性而已。通往新生活的道路不會自動為你打開，除非你主動選擇它。

當個人或企業在強調自我更新時，經常會引用「鷹的重生」這個故事：

以前有一個鷹村，村裡的老鷹通常可以活到四十歲左右，然後死去。據傳牠們有一種方法可以活到七十歲，但這種方法非常痛苦，以至於村裡的老鷹沒有想過要試看看。

村中有一隻勇敢、好奇的老鷹喜歡在高空中翱翔，也喜歡飛到很遠的地方。不過，現在這隻鷹已經快四十歲了，牠的爪子已經老化，所以很難捕捉到獵物。隨著年齡增長，牠的嘴喙變得越來越鈍，也越來越沒有力氣。此外，牠的羽毛也越來越厚重，很難飛到高空中。有一天牠想：「反正我都要死了，不妨試試這個能活七十歲的方法，即使會很痛苦。」如同傳說那樣，牠竭盡全力地飛到村子裡最高的山上，在那裡築巢。

首先，牠叨來了一塊石頭，直到嘴喙斷掉。然後慢慢地，在原來的位置上長出了新的嘴喙。牠用新的嘴喙，一個接一個地拔掉牠的爪子。當新爪子在原來的位置長出來後，牠又用新爪子一根根地拔掉翅膀上的羽毛。在經歷了連續數個月的痛苦過程後，新羽毛終於長出來了。這隻勇敢的老鷹煥然一新，展開牠美麗的大翅膀，飛回了村子裡。在牠多活的三十年期間，牠教會了村裡的其他老鷹如何像牠一樣獲得新生。

這個寓言故事沒有科學根據，它只是告訴我們，如果沒有選擇、承擔和努力，我們想要的真正改變不會發生。我第一次聽到這個故事時深受感動，老鷹的勇氣克服了自己的極限，超越舊自我而獲得新生，也喚醒了我們對圓滿的渴望。

當然，我們不需要為了要在後半生開展新生活，讓自己像故事中的老鷹一樣受苦。然而，我們必須有勇氣冷靜地回顧過去的生活，並有意願去清除隱蔽真正自我的所有事物。我們必須選擇：我已經下定決心要實現這個夢想，成為這樣的人，我一定要圓滿達成我為自己規畫的生活。

從生命故事中找到意義，做自己命運的主人

有很多方法可以回顧你的一生。例如，你可以把人生以十年為一個單位，然後回想每個時間段內發生了哪些重要的事情。或者，你可以想想每個重要的人生階段（小學、初中、高中、大學、開始工作時、成家時，以及孩子們結婚時），有哪些對你有意義的事情。

我建議你可以試著回答以下的問題，以便積極地反思你的前半生：

- **我這一生取得了哪些成就？**
- **我什麼時候最開心？**
- **什麼時候我會想嘗試新事物？**
- **在那些艱難時刻，我是如何克服困難的？又從中學到了什麼？**
- **有哪些讓我後悔一生的時刻？**

- 我什麼時候做過讓自己覺得驕傲又有意義的事？
- 哪些當下的選擇成了改變我一生的機會？
- 在我這一生中，哪些價值觀是我要堅守的？
- 是什麼幫助我堅持這些價值觀？
- 是什麼阻礙了我忠於這些價值觀？
- 到目前為止，我的人生目標是什麼？
- 是什麼促使我建立這些目標？
- 我實現了哪些人生目標？
- 我未能實現的是哪些目標？
- 到目前為止，誰對我的人生影響最大？
- 到目前為止，我最珍惜的人是誰？
- 我最感激的人是誰？
- 我和哪些人有需要解決的情感問題？
- 我想保持和養成哪些習慣？
- 我想改掉哪些習慣？
- 哪些事情是我很想做卻沒能做到的？

• 是什麼原因讓我不能做我想做的事？

如果可能的話，請把你對這些問題的想法寫下來，而不要只是在腦海中想想而已。這樣做，可以幫你釐清在腦海中翻騰的混亂思緒。

回顧過去時，可以重新組織你的人生故事，用它來啟發及激勵自己，好讓你的人生更圓滿。不要讓過去的故事給你帶來困惑、傷害和絕望，而是把過去當成推動力，讓今天和明天變得光明和強大。從這個意義上說，你必須重新編輯、重新詮釋你的人生故事。我的意思不是說你應該否認過去所遭受的傷害和挫折，就像它們從未發生過一樣。你也不應該插進一些沒發生過的好事。我不是要你歪曲自己的過去，而是要你從一個全新的角度來看待它。

優秀的歷史學家不會簡單地陳述過去發生的事情；相反的，他們會從自己獨特的角度來解釋發生的事情，指出以前不為人知的歷史背景，並為今天的人提供行動的基礎。偉大的歷史學家能夠預測未來的潮流，幫助我們規畫更美好的未來。我們需要以同樣的態度去反思和詮釋自己的生命。

不要只是說：「過去發生的這件事，讓我高興或悲傷，讓我成功或失敗。」而是要問：「這件事對我有什麼意義？對我的未來生活有什麼影響？」想要這樣做，必須能夠冷靜且客觀地去看待發生的事。我們不應該執迷過去的故事，也不應該被往事束縛。同樣的，我們也不能陷入自私或受害者意識的泥淖之中，否則將被困在不滿又混亂的故事裡，或是遠離現實而持續沉浸在過去輝煌和成功的故事裡。

那些深深打動我們、激勵我們、帶給我們勇氣的人，重新詮釋並改寫了他們生命中的故事。這些人不是沒有經歷過失敗或絕望，但面對自己的歷史，他們不會簡單地說：「在我身上發生過這種事。」他們會說：「儘管發生了這些事，我還是做到了。」或是：「我學到了教訓，並在這個基礎上前進。」他們透過生命中的故事讓自己重新站起來，成為自己命運的主人。

我來說個著名的例子。維克多・弗蘭克（Viktor Frankl）是維也納一位傑出的猶太心理學家，在二次大戰期間和妻子、父母被關進了奧斯威茲（Auschwitz）集中營，那年他三十七歲。三年後戰爭結束時，他成了集中營倖存者，而他懷孕的妻子、父母和大部分的家人都被納粹殺害了。

弗蘭克在死亡的恐懼中掙扎，被剝奪了所擁有的一切，失去了他所愛的人，以及他作為一個人的尊嚴和自由。然而，當弗蘭克被囚禁於集中營時，有一個問題一直困擾著他：在一個完全失控的環境中，我們是否有理由繼續忍受不斷的痛苦？

「是的。」他總結道。弗蘭克忍受了在集中營的苦難，他認為死去者和倖存者之間只有一個區別：意義。那些在大事或小事中找到意義的人，比如愛人或責任感，會堅持到最後。「那些知道為什麼而活的人，」他寫道，「只要能活下去，幾乎不惜任何代價。」

「一個人可以被拿走所有一切，但只有一樣東西除外，」弗蘭克在《活出意義來》（*Man's Search for Meaning*）一書中寫道，「人類最後的自由——在任何環境中選擇個人態度及選擇個人道路的自由。」

雖然他在極端的環境中經歷了殘酷的苦難，但弗蘭克從未對人性或生命本身感到絕望。他承諾要忍受不可避免的痛苦，證明即使在最艱難的情況下，我們的生命也可以充滿意義和價值。基於自己的經驗，他建立了新的心理學技巧，幫助人們在遭遇焦慮、脅迫及無助時找到意義。維克多．弗蘭克改寫的生命故事，至今依然給許多人帶來希望和勇氣。

迄今為止，你的生命中可能也有許多關鍵時刻和事件是你人生的轉捩點。你可能有過驕傲的時刻，可能也有過後悔的事情。無論從過去到現在你過的是怎樣的生活，所有經歷過的生命階段都一起造就現在的你。重要的是，要意識到是你創造了自己的人生。

以這種方式思考的人，當然也可以去創造他們的現在和未來。相反的，有些人會認為：「不是我造成了現在的狀況，而是我所處的環境和狀況造成的。我別無選擇，我只是一個受害者。」抱持這種想法的人，無法選擇自己的未來，也無法為自己的未來負責。

無論你的日子如何，都是屬於你自己的。你生命中的所有時刻累積在一起，形塑出你現在的樣子。這是你獨特的歷史，不是別人的。有鑑於此，就應該真誠地感謝你的生命故事，以及故事中出現的所有時刻、地點和人物。最重要的一點是，要愛自己並感謝自己，感謝自己度過了所有這些時刻，走到現在的位置。謙卑地接受生命教給你的所有功課，把你前半生的故事變成養分，讓你的後半生綻放得很美麗。

在人生的每一刻，我們都應該成為自己命運的主人——為自己選擇、規畫和行動——但這並不意味著一切事情都會按照我們想要的方式發生。事實上，事情往往和我們希望及計畫的不一樣。這就是為什麼每個人都會有遺憾的時候：「如果當時我做了不同的選擇……」但是，坐在那裡追悔完全無濟於事，因為我們不可能讓時光倒流。我們所要做的，就是心懷感激地接受已經發生的事情，坦誠曾經犯下的愚蠢錯誤並從中記取教訓。如果我們一味執著過去，就無法前進。

我們絕對不能氣餒或蔑視自己：「到目前為止，我的人生就是一場錯誤，活得一無價值。」如果以這種方式責怪自己，就無法有力量在後半生重新開始。如果我們消極地評價自己的生命，就會開始自怨自艾並封閉自己，與別人和世界完全隔絕。冷靜地寫下你迄今為止的生命故事，並從中汲取希望和熱情，以此作為新能源來創造未來的生命故事。

一位九十五歲老人的自白

規畫後半生，越早開始越好。在我們青少年時期，我們就應該理解生命是一個自我完善的過程，成功只是這個過程的其中一個階段，而不是唯一的階段。那些成熟、眼光長遠的人，即使在追求成功的階段，也可以活得有理念和正直，而不會被環境所影響。

當我們步入四十歲後，就需要開始描繪如何安度晚年。最遲在五十歲時，就應該對晚年生活有個明確的方向，這樣才能為我們選擇的生活做好準備。退休後的生活可能會有很大的不同，這取決於我們是否有這樣的規畫。

有許多老年人無法在正常年齡退休，需要繼續工作來養家餬口，有時還需要遷就低薪的工作。但也有許多老年人選擇不在正常的退休年齡退休，例如在醫學界工作到八十歲並不罕見。這些還在工作的老年人，可能會覺得他們沒時間規畫自己的後半生，也沒時間去追求圓滿。但追求圓滿，並不需要退休後有足夠的空閒時間才能做，也不需要你整天修練或靜坐冥想。

圓滿人生的核心是你對待每一刻的態度；換句話說，這關係到你對待工作以及為人處事的態度。我們的生活——工作和人際關係——是修習圓滿的最佳選擇，也是冥想的最佳材料來源。從這個角度去積極思考，我們可以說，即使晚年還需要為工作奔波的人，也比那些無所事事的老人活得更有精神、更有意義。事實上，只要能保持適度的工作與生活平衡，生活就不會過度偏向於工作。

即使是經驗豐富的建築師，少了規畫也建造不出美妙的建築。如果你不事先規畫好自己的人生，最終會被環境所支配而只能隨波逐流。你可能會這樣想：「在過去三十年裡，就因為我擬定了每年、每月、每週和每日的目標和計畫，才把自己累得半死。我已經厭倦了聽到計畫或規畫這些字眼了。都退休了，我還要做什麼規畫？我只想自由自在地生活！」

你真的想過自由自在的生活嗎？那麼就一定要規畫好你的生活，才可以如願。仔細地想像一下，你想要的自由生活是什麼樣子，並為這樣的生活做好必要的準備。否則到頭來，你的晚年生活不是一成不變，就是寸步難行。你只是被熟悉和舒適的事物包圍著，

日復一日地以同樣的習慣過著無聊的生活，這不是自由自在地生活。

「我將會有很多時間，為何要這麼急於一時？會的，我以後會花時間去思考要怎麼規畫。」如果你有這樣的想法，請讀讀以下這篇二〇〇八年發表在韓國報紙上的文章，作者是一位九十五歲的老人，內容值得我們深思。

> 我年輕時真的很努力，因此理所當然地我的技能得到了認可和尊重。正因為如此，我才能在六十五歲時光榮又自信地退休。
>
> 三十年後，在我九十五歲生日那天，我流下了後悔的淚水。我人生的前六十五年是如此引以為傲，但此後的三十年卻充滿了遺憾和痛苦。
>
> 退休後，我想：「我現在完全可以只為自己而活了，剩下的日子都是額外的獎勵。」抱著這種心理，我等待的是一個無痛的死亡。我就這樣過了三十年毫無意義、毫無希望的生活。三十年是很漫長的一段時間，占了我九十五歲生命的三分之一。在我退休時，如果能夠知道自己還可以再活三十年，我真的不會這樣過日子。但是那時候，我認為自己老了，想開始做什麼事都太晚了。這是一個很大的錯誤。
>
> 我現在九十五歲了，但我頭腦還很清楚。我或許還能再活十年、二十年。我現

在要開始學習外語，這是我一直想做的事。我這麼做只有一個原因……就是，在十年後的一〇五歲生日那天，我不會後悔沒有在九十五歲時開始新的生活。

這是韓國湖西（Hoseo）大學創辦人姜錫圭（Seokgyu Kang）博士撰寫的。他活到了一〇三歲，一百歲時的他仍然會站在講台上，分享他這一生積累的智慧。無論生命長短，除非我們有意識地活著，否則只能看著時間流逝。韓國有句諺語「積水易腐」，不要讓生命之水停滯不流動，該是為你的生命之水創造新激流的時候了。

改變開始於一個選擇，一個坦誠面對內心渴望的選擇

當你告訴人們要規畫自己的退休生活時，許多人首先想到的，就是存錢、做旅行計畫、找個適合老人居住的高級社區，或甚至是立遺囑並安排好想要的葬禮。但在做這些具體細節之前，最重要的是深入思考退休生活對你的意義，以及是否有想完成的夢想。當你有一個總體方向後，才能獨立、有創造性地利用你的餘生。這不是簡單列一張遺願清單或待辦事項，而是為你的後半生選擇一個方向。只要方向明確，你就能找到完成目

標的具體方法。

外界充斥著教我們退休後如何生活的各種訊息，電視廣告要我們花錢買青春、美麗和活力；投資者和保險公司告訴我們：「把你的錢和健康委託給我們，好好去享受帆船和浪漫海灘。」「相信我，」政客們建議：「我會制定好政策，讓你們在晚年有保障。」訊息可以來自外部，也可以從內部湧現。關於你的餘生，你會給自己什麼樣的訊息？對於你的未來，你會發送出哪些訊息？

照顧好自己的身體是必要的一個建議，這樣當你老了，你的肌肉才不會失去力量、皮膚不會皺巴巴，並盡可能保持健康的聽力和視力。此外，善用現代醫學，還能讓你老當益壯，充滿了活力。以我來說，我的視力在快六十歲時減弱了很多。眼鏡拿上拿下確實很麻煩，所以我動了眼科雷射手術。我的牙齒很脆弱、牙齦經常發疼，所以我也做了幾次植牙。但是，無論我們如何照顧，身體都會隨著時間日漸衰老，所以明智的做法是，欣然接受身體在自然法則下逐漸衰老的事實。

不過，我們也擁有永不衰老的東西：我們的靈性。從人類內在湧現的偉大靈性是自由的、富有創造性的意識，無論年紀多大，靈性都不會老去。這種靈性鼓勵著我們，問我們是誰，並允許我們有意義地度過我們在人世的時光，直到生命最後一刻。那些有靈性並能按照靈性指導生活的人，不會成為環境的奴隸，而是自己命運的主人。要想擁有一個健康、快樂的晚年，我們最需要的不是一個財務專家，也不是一個為我們制定鍛鍊計畫和飲食的教練。我們最需要的，是傾聽來自靈魂深處的聲音，並選擇我們真正想要的生活方式，以及我們將成為什麼樣的人。

那麼，你應該從哪裡開始呢？先問自己一個問題。拋開這世界想設定給你的答案，你的靈魂想要什麼樣的生活？問問你的心想要什麼，而不是你的頭腦。一次又一次地不斷問自己，你內心最想要的是什麼，以及什麼樣的生活才能給你的靈魂帶來真正的快樂。如果你閉上眼睛走進內心，跟隨內心的感受，在某個時刻，答案會自然出現。一旦你找到它，就下定決心盡最大努力去實現你真正想要的夢想，充分利用這全新的、寶貴的餘生時間。

所有改變都開始於選擇。我們可能會失敗很多次，有時是因為無法掌控生活的起伏波折，有時是因為懶惰、畏懼和習性。然而，當我們真誠地選擇並付諸行動，而且不放棄時，就能一步步靠近我們選擇的新生活。選擇權握在我們手上，這才是真正珍貴的東西。即使是看似困難的改變，也始於我們選擇去追求它們。無論你身處什麼樣的環境，都可以選擇去改善它，哪怕只有一點點。隨著年齡增長，我們所處的環境也發生了新的變化，例如身體變得虛弱、從職場上退休，以及面對離別。許多人選擇接受這些變化，並視為限制和局限，並因為對此無能為力而深感沮喪。但只要我們的靈魂被喚醒，就可以在任何環境中選擇改變，並創造改變。

我們每個人都是自己生命之舟的船長，我們可以在生活中隨波逐流，也可以讓生活成為史詩般的航程；而決定其中差別的是：你是否知道自己將往何處去。你是唯一能選擇哪個方向的人。回顧我們的生活，有能力去反思、去夢想，以及去選擇——這是只給人類的禮物。這種能力不會因為我們變老而消失，事實上，它會隨著年齡增長而變強，因為我們已經航行過生活中的風雨，已經活了足夠長的時間，可以很清楚地知道一個事實：只有我們自己才能開拓生命，並為自己的生命負責。直到航程的最後一刻，我們都要勇往直前，永不退縮。

當我走在紐西蘭凱里凱里（Keri Keri）地球村的一條林地小徑時，我決定要活到一百二十歲。這條美麗的森林步道慢慢走大約要一個小時，我將它命名為「新生之路」。在小路的中途有一個陡峭的山坡，我們把這裡當作步行冥想的路線，並安裝了木階梯，防止暴露在外的樹根受損，也防止人們被樹根絆倒。

我堅持做一百二十級台階，因為我希望那些爬階梯的人在與大自然交流時，能夠意識到自己的無限價值，擁有一個偉大的夢想，為更健康、更美麗、更平和的地球獻出一己之力，並能夠選擇活到一百二十歲。

這條木階梯一路上升到第六十級台階後，往右邊闢了一個寬闊的木製平台。這是中途點，前六十級台階代表生命的前半部分，剩下的六十級台階代表生命的後半部分，而中間的木製平台則象徵我們進入第二個六十年的過渡期。雖然人與人之間會有差異，但一般來說，我們從職場退下來的那段時間都可稱為過渡期。

我把前六十年稱為先天命運，而把後六十年稱為你可掌握的後天命運。先天命運是與生俱來的命數，也是這個世界不斷強加給你的命運；而後天命運就是你經由自己的選擇和努力為自己創造的命運。當然，在任何年齡，我們都可以經由自己的選擇和行動來塑造自己的命運，但在最初的六十年裡，我們很可能生活在社會的規範下，即便這些規範與我們靈魂的渴望背道而馳。在第二個六十年裡，我們將踏上由我們靈魂深處的願望所驅動的新命運，並且是按照我們自己的意願。

你的這一天，會因為你此時此刻的選擇和規畫而發生變化。同樣的，你現在的選擇也一定會影響你的壽命以及晚年的生活品質，這一點無需贅述。我們的最終命運取決於大自然，但細節由我們決定。重要的是，要睜開眼睛看清楚我們被賦予的自由意志和選擇的力量。如果我們可以堅持根據生命的長期規畫來改變日常命運，將能夠找到一條全新的道路——一個不可思議的後天命運。

自己的健康、快樂及平和都由你做主

在規畫以圓滿價值為中心的後半生時，每個人心中都應該牢記這一點：健康、快樂及平和必須由你自己創造，不能仰賴他人提供。如果你能對自己的健康、快樂及平和負責，並採取積極的方法來加強，那麼壽命自然會延長。

好好想想，你怎麼能指望外部環境（包括其他人和醫療系統），讓你活到一百歲或一百二十歲？這不僅是貪婪，還會成為別人的負擔。毫無疑問，如果自己成了他人的負擔會令人惶惶不安，你可能寧願早點閉上眼睛死去。我的看法是，即使年紀大了，也應該在健康、快樂及平和方面做到自給自足。

但事實是，如果你仔細觀察就會發現，許多人都傾向於依賴外部環境，而不是自給自足。以健康來說，我們看到的情況是只要一生病，人們就會往藥局或醫院跑。當然，必要時確實要尋求醫療幫助，但醫生和藥物都不能保證我們的基礎健康，例如肌力、肺活量、平衡感、反射和免疫力。健康的體質不是別人可以為你培養的，你必須靠自己的力量。

快樂與平和也是同樣的道理。許多人依賴外部資源來提供快樂與平和，當他們獲得想要的東西或得到他人支持和讚美時，就會感到高興。但是，如果你依賴的是外部條件，一旦這些資源消失，快樂很容易就會變質為不快樂。這樣的生活就像走鋼絲，你的快樂與不快樂時時刻刻都受到外部環境的影響而搖擺不定。當我們學會如何為自己創造健康、快樂與平和時，就可以成為它們的真正主人，而不是仰賴外部環境去乞求它們到來。此外，一旦你以這三者為生活重心時，還可以與他人分享。

你現在過得好嗎？如果你被要求分別為自己的健康、快樂及平和打分數，你會給自己多少分（滿分一百）？在這些方面，你有能力自給自足嗎？或是你傾向於依賴外部環境？仔細考慮後，給自己打分並填寫在下面。這不是客觀的指標，而是根據你主觀的感受、想法和滿足感來自我評估的一種方法。

- **我健康嗎？＿＿分**
- **我能增進自己的健康嗎？＿＿分**
- **我快樂嗎？＿＿分**
- **我能帶給自己快樂嗎？＿＿分**

- **我心態平和嗎？＿＿分**
- **我能帶給自己平和嗎？＿＿分**

如果你的得分不高，沒有必要感到失望，因為現在還不晚。只要有了開始，希望就在眼前，因為健康、快樂及平和是我們身體產生的能量現象，它們是可以改變的，也是可以實現的。它們不是遙不可及的特質，不需要費盡力氣才能獲得。

為了你自己的健康、快樂及平和，你需要鍛鍊體力、心力和腦力。體力是老年快樂和健康的基石，培養體力也是發展心力和腦力的捷徑。如果你不知道從哪裡開始規畫晚年生活，可以試著從培養體力著手。當你的身體有了力量，你的企圖心自然就會變強，你會發現，你渴望嘗試新想法和新事物。找個具體的體能目標是個好方法，可以據此來達成你想要的體力水準，或是作為你模仿的理想對象。

當你擁有指導生命的核心價值時，心力自然會增強。你選擇與你的靈魂和良心一致的言行，試圖充分展現內在的正面人格，並擁有成熟的情感。就像體能一樣，你的心靈力量用得越多，就會成長得越快、越強大。心力是一種透過人際關係來展現的力量，越是鍛鍊內心的寬容、慈悲、理解、寬恕及體諒，這些美德會成長得越快，就像我們鍛鍊

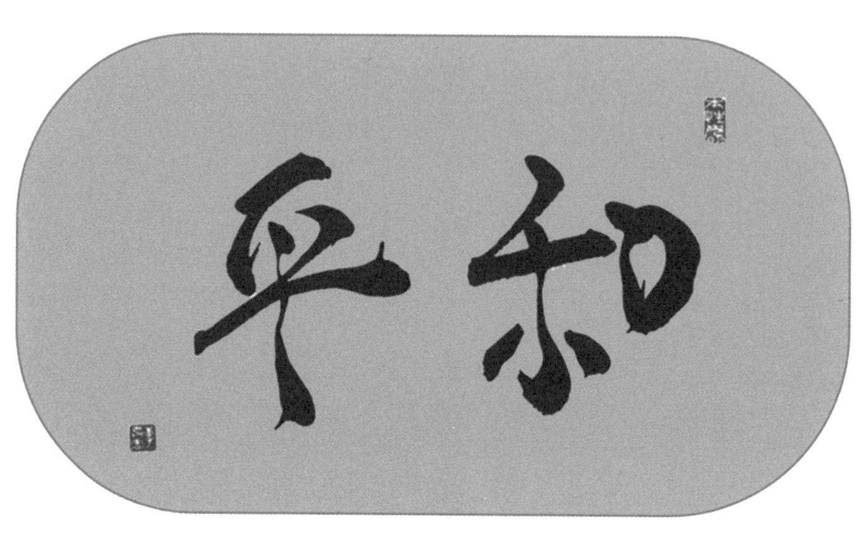

體力一樣。親密的人際關係，例如與家人、朋友及社群的關係，最適合我們用來鍛鍊心力。

腦力的核心是創造力。擁有大量知識，並不意味你的腦力強大。腦力是運用洞察力和智慧，創造出對我們自己和世界都有用處的東西。常言道「需要是發明之母」，這個說法貼切地表達出大腦獨特的創造力是如何被激發的。創造力來自於好奇心，也來自於對自己和世界的興趣及熱愛。如果你帶著感情細心查看自己和周遭，那麼如何改善及修正事物的想法就一定會浮現在腦海中。然後，再憑藉著意志和專注力去執行這些想法，這就是創造。

一個圓滿的人生開始於用積極方法去培養自己的體力、心力和腦力，這與韓國的仙道傳統中，為實現靈性圓滿而開發身體能量系統的過程是一致的。當腹部下丹田充分發展後，它會成為可靠的體力來源，身體的生命力得以加強。當胸部的中丹田充分發展後，心力會增加，愛、寬容及同理心等美德就會顯現出來。當大腦的上丹田充分發展後，腦力會增加，使得洞察力，理解力及智慧得以被開發。

在接下來的章節中，我將介紹一些具體的方法來幫助你規畫美好的老年生活，一個以圓滿為導向並擁有健康、快樂及平和的生活。

5

動起來，體力就是生命力

老化是無人能免除的自然現象，但我們可以改變「老者必弱」的刻板印象。我的身體我作主，要活得有活力、健康，關鍵就在於積極地做好自我照護。

如果你問我，想要擁有健康、快樂及平和的生活，要先從哪裡開始做起？我的答案當然是照顧好自己的健康。健康是快樂與平和的跳板和捷徑，我認為「體力就是生命力」，體力與你的生命力成正比，因此改善身體狀況是延長壽命的最好辦法。要想活到一百二十歲，你需要努力改善你的身體狀況。

然而，看到美國健康和醫療保健有關的統計數據時，我沮喪地發現想要擁有健康，對太多人來說是那麼困難。目前美國六十五歲以上的成年人中，多達八七%的人至少有一種慢性病，六八%的人有兩種或兩種以上的慢性病。相較之下，英國及加拿大六十五歲以上的成年人中有兩種或兩種以上慢性病者，分別為三三%及五六%。根據二〇一五年世界衛生組織的資料，在二二四個國家和地區中，美國人的平均預期壽命排名在第三十七位。

為了治療疾病，美國人嚴重依賴藥物——程度比世界上任何國家都要高。雖然美國人口只占世界總人口的五%，卻消耗了世界七五%的處方藥。總體而言，美國的人均醫療支出高於其他國家（二〇一七年，美國人均醫療支出為九五〇七美元，而經濟合作暨發展組織國家的人均醫療支出為三七六三美元）。不幸的是，對某些人來說，醫療費用已經超過他們能負擔的程度。根據哈佛大學的研究顯示，在美國破產案例中，醫療支出的因素占六二%。在這些因為醫療費用而申請破產的人當中，有七二%的人有健康保險。

我認為，因應當前形勢的解決方法是在自我照護上多下功夫，讓自己變得更自立，減少對醫療機構的依賴。一旦自己的身體有能力自我療癒，就可以減少或消除你對醫療照護的需求。

這是可以做到的，畢竟所有疾病的源頭都一樣：能量流動受阻，讓身體無法獲得本身原始的、自然的療癒力。一旦消除阻塞的因素，恢復良好的血液和能量循環，大多數的病症都能隨著時間逐漸康復。雖然我們仍然對遺傳等因素無能為力，但其他致病因素都是可以控制的。越是親近自己的身體，就會自然而然地遠離醫院和藥局。每次一生病就往醫院和藥局跑的人，通常會成為習慣。如果只是一點小病痛，就不應該依賴醫院或藥物。更應該做的，是努力改善自己的身體狀況，告訴自己：「當涉及到自己的身體時，我就是主要的醫生。」有這樣的決心和努力，你就能擁有長壽、年輕及健康的生活。

運動、鍛鍊確實對身體有強大的補益效果，在提高預期壽命、健康和能量水準上特別有效。根據加拿大的一項研究顯示，即使是五十歲以上且從來沒有運動習慣的人，如果每週快走三次、每次約三十分鐘，也能使他們的生理年齡減少十歲左右。

運動對老年人的好處不可勝數，對於防治肌少症（sarcopenia，肌肉量變少，被視為老年病症候群之一）的幫助更大。你身體的肌肉在三十歲以後會開始退化，但最大的變化發生在四、五十歲以後。到了七十多歲時，你的肌力可能比五十多歲時減少了三〇％，而到了九十多歲，你的肌肉質量比二十多歲時則減少了近五〇％。運動是治療肌少症最重要的方法，其中又以阻力訓練和力量訓練特別有效。

當我看著父親日漸衰老，常常為他感到難過。他八十多歲時，身體還很健康，但九十歲後，行動明顯變遲緩了，話也少了。我曾經試著教他一些運動，卻遭他漠然拒絕。我所能做的，就是推薦他吃一些好食物、按摩他的手腳，在他臉上的老人斑塗抹乳霜。看著父親時，我經常會想，應該在他八十多歲時就開始教他做一些運動來管理健康。到了九十多歲，他的體力和耐力都很不好，要養成運動習慣並不容易。

> 雖然養成鍛鍊體力的運動習慣，越年輕開始越好，但無論什麼時候開始都不嫌晚。

「老者必弱」只是一個被社會接受的傳統觀念而已，如果不鍛鍊，每個人的體質及體力都會變弱。許多老年人有關節、肌肉和結締組織僵硬的問題，身體也很容易失去平衡，要改善這些症狀，最佳的方法是多活動和多鍛鍊。到底是不活動而看著身體衰退，或是積極動起來、增強體力，完全看你自己的選擇。當你選擇開發並使用自己的力量，即使老了後，身體也能老當益壯。以下就有個好例子。

故事主角是法國人瑞自行車選手：一〇五歲的羅伯特．馬尚（Robert Marchand）。一九一一年他出生於法國北部，為了謀生從事過許多職業，從消防員轉為卡車司機、伐木工人和農夫。他年輕時曾經接觸過自行車運動，但是到了六十七歲才開始認真起來。二〇一七年一月，一〇五歲的他創造了一項新的世界紀錄，在一小時內完成騎行二十二公里的比賽。他連續兩年接受最大攝氧量（VO_2 max）、心率及心肺健康狀況的檢驗，結果發現他的供氧能力相當於五十歲的人，比實際年齡小五十五歲。更令人驚訝的是，他的最大攝氧量竟然增加了一三%。

讀到他的故事時，我詫異地睜大了眼睛。除非你是一名職業自行車選手，否則即使你很年輕，也不容易在一個小時內騎行二十二公里。令人震驚的是，他能保持這樣的健康和活力狀態至一〇五歲高齡。我影印了一張他騎自行車的照片，並把它貼在桌子前面。每當我看到照片時，就會帶給我希望和鼓勵。我希望自己可以打破身體會隨著年齡而變弱的固有觀念，並發展自己的身體條件。

我們都聽聞過幾個全世界最長壽的人，我驚訝的是，他們中的許多人都是在相對較大的年紀時才開始嘗試新事物，比如羅伯特．馬尚就是其一。二〇一五年，加州聖地牙哥市的鋼琴家和癌症倖存者哈蕾特．湯普森（Harriette Thompson）在高齡九十二歲時成了世界上跑完馬拉松賽的最年長女性，而她在七十六歲時才決定參加生平第一次的馬拉松賽。此後，她參加過多次馬拉松比賽，為白血病及淋巴瘤協會（Leukemia and Lymphoma Society）募集十萬多美元。在一場賽後採訪中，她說：「我認為如果我能做到，那麼任何人都可以做到。我從來沒有接受過跑步訓練，一次也沒有。」

聽到這些老而彌堅的故事，你可能會猶豫或為自己找藉口。我提到他們的故事，不是建議我們應該像他們一樣進行專業鍛鍊，自我挑戰去參加比賽或把身體條件推到極限。我的目的是帶給你希望，並提醒你也有足夠的潛力在任何年齡都活得有活力、健康，而關鍵就是你如何照顧自己。老化是無人能免除的一種自然現象，隨著年齡增長，身體的活力和機能可能會下降，或是罹患各種大大小小的疾病。但你有一個選擇：你是放棄並看著衰老和疾病向你襲來，或是你會做身體的主人去積極管理自己的健康？

我想對那些患有嚴重慢性病或身體殘疾的人說幾句話。這些人的健康評分可能相對較低，但不健康並不意味著他們不能擁有快樂或平安。

我認識一位六十一歲的日本女性八幡千惠子，她因早發性帕金森氏症而身體不自主地顫動，走路時搖搖晃晃，總是彎著腰、拄著枴杖。她只用前腳掌走路，後腳跟從未踏實在地面上，就像漂浮在空中一樣。她在「體腦瑜伽中心」（Body & Brain Yoga Center）訓練身體，做了很多努力來改善自己的狀況。二〇一一年六月，在我於日本主持的一個靜修課程中，千惠子發生了驚人的變化。她在深度冥想及綜合能量治療後，竟然能夠用腳底觸地走路，還可以不使用枴杖跳舞，有時甚至還能抬起一條腿單腳跳舞。在場的其他學員紛紛為她歡呼和鼓掌，有許多人還流下感動、喜悅的淚水。

這是不可思議的一天，千惠子說她永遠不會忘記。以下是她的描述：「四十年後，我能夠站著用腳底接觸地板。這對我來說，真是奇蹟！當我的腳底碰到地面時，有種非常美妙的幸福感從我的腳底升起。我想，只要腳底一直可以觸地走路，我就能這麼快樂！自從出生以來，這是我第一次真正感受到幸福。有人說他們不快樂，因為他們沒有這個或缺少那個，但我認為，做為一個人，只要站著腳底能夠觸地、身體能夠呼吸，就已經足夠快樂了，沒有比這更幸福的事了。」對大多數人來說，正常的走路平凡無奇，但對她來說卻是莫大的福氣，是世界上任何東西都無法比擬的。

失去健康的經驗越多，就會覺得健康越寶貴。所以，不要總是用「我的身體虛弱」、「我生病了」或「我有殘疾」來限制自己。如果每天都能做點運動，哪怕只有一點點，都會自然而然地改變你自己。當你採取行動去克服自己的局限時，身心的能量都會發生變化，你將會逐漸體驗到滿滿的勇氣和信心——「我能做到」。

訓練身體去克服自己的局限時，你會遇到真正的自我，全身上下都可以感受到自己真實地「活著」。這些微小的改變帶來的喜悅、回報感和幸福感是難以形容的。你有一具可以活動的身體，你的覺知和意志力可以移動身體，你還擁有生命能量，這些會讓你充滿感激。

你可能聽過《人生不設限》（*Life Without Limits*）的作者力克．胡哲（Nick Vujicic）的故事，他一出生就沒有四肢，只有兩隻畸形的小腳。他現在是一名在全世界巡迴演講的勵志演說家，使用左腳的兩根腳趾寫作，用腳趾和腳跟操作電腦，喜歡游泳、釣魚，甚至打高爾夫球。「我享受我的生活，我很快樂。」他在一次演講中說：「我要嘗試一百次才能站起來，如果我失敗了一百次就放棄，我還能站起來嗎？不能！如果我失敗了，我會一次又一次地不斷嘗試。但我想告訴你，只要不放棄，就不會結束。我可以有勇氣重新站起來，就像這樣（他示範了如何站起來）……」。

很久以前，我在韓國電視上看到一個胃病患者的故事，他一直吃著醫院開給他的胃藥。南山是（Namsan）位於首爾市中心的著名景點，上山路徑鬧了許多台階，但是這個生病的男人因為體力不濟爬不動這些台階。有一天他下定決心：「我不應該再這樣下去了。」於是，他開始做伏地挺身來鍛鍊手臂、大腿及下背部的肌肉力量，接著又練習倒立。幾年後，令人驚訝的事情發生了：那個曾經因為生病而虛弱的男人，竟然能倒立著用雙手爬上南山的台階。據說他的胃病完全好了，身體也變得很健康。

這個男人運用並掌控了他的身體。「我不要再因為虛弱的身體和胃病而受苦，也不再依賴藥物；我要治好自己的身體。」他下定決心，而這種選擇的力量——行動的力量——使他的決心成為可能。如果他沒有做這樣的選擇並堅持決心，這一切還會發生嗎？其他人無法為我們創造健康和體力，改變自己的力量是你給自己的。

當你告訴人們要改善體力時，他們通常會想到的是健身房的舉重訓練或在跑步機上跑步。這會讓他們望而卻步，不經考慮就放棄了。其中有人還可能對自己失望，因為沒去健身房幾次，他們的決心就潰敗了。難道在日常生活中，我們不花上幾個小時就無法鍛鍊身體嗎？我的建議是**機會鍛鍊**（Opportunistic Exercise），顧名思義，這是指採取一種只要有機會就鍛鍊或運動的生活方式。

我會開始推動機會鍛鍊，是因為五十多歲時我的身體出現變化。我年輕時是跆拳道、柔道、合氣道的黑帶，可以連續鍛鍊幾個小時而不會感到累，但即使如此，我也不能對老化免疫。我開始體驗到身體能量、肌肉力量和反應能力下降，還出現抑鬱及企圖心下降的現象。我的視力惡化、牙齦不好、體重增加，身體變得沉重，膝蓋也不好。活了大半輩子，我幾乎沒有生過病，我想：「哦，原來這就是變老啊！」我意識到：「如果不做點什麼，我只會越來越衰弱。」

這真的引起了我的警覺，我聽到有個聲音告訴我，我必須改變自己。但要怎樣做，才能讓身體恢復到以前的活力呢？應該從哪裡開始？在深思這些問題時，我開始了「一分鐘鍛鍊」和「長壽步行」，這兩種練習稍後我會詳細解釋。除此之外，「肚臍治療」（Belly Button Healing）是我新開發的一種非常好的機會鍛鍊方式。這些練習都不用你特別空出時間，而是在日常生活中就可以經常練習的機會鍛鍊。

你也許想知道這種簡單的鍛鍊會有多少效果，經過我親身的體驗，我可以肯定地告訴你，這些鍛鍊確實有效。透過機會鍛鍊，我的身體變得更輕盈、更敏捷，也更有活力。即使我現在快七十歲，每天還是會靠著牆壁做十個倒立的伏地挺身——以彎曲及伸直手肘的方式來舉起身體。現在我打高爾夫球時，發球的速度比四十多歲時飛得更遠、更準確。

我們需要發展體力，避免受到身體狀況所限制。以下我要介紹的是三種日常生活可用的機會鍛鍊，讓你可以真正掌握自己的身體，擁有良好的健康。

一分鐘鍛鍊，重新點燃生命的熱情

我每天要讀數十份報告、會見無數人，從早到晚辦講座，簡直忙得不可開交。因為沒時間上健身房，所以我開始做一分鐘鍛鍊。這寶貴的一分鐘不能白白浪費。

例如，在浴室洗完手後，我會靠著牆做伏地挺身；坐在椅子上工作時，我會用拳頭或手指反覆地抬起和放下身體；有時我會做四肢著地的熊爬（bear crawl 或 bear walking），爬行時盡量讓臀部和膝蓋懸空，用手掌和腳掌撐在地面上。

一分鐘鍛鍊就是每隔一小時做一分鐘中度至重度的運動，這些運動能在短時間內鍛鍊肌肉、提高心率，包括伏地挺身、深蹲、仰臥起坐、開合跳、原地跳和熊爬。設鬧鐘每個小時響一次來提醒自己是個好主意，這意味著你每天會做大約十次的一分鐘鍛鍊。如果一分鐘鍛鍊做的都是中高強度的運動，可能會導致肌肉痠痛，出現這種情形時，可以斟酌自身的狀態加入一些溫和的運動，例如伸展運動就比力量訓練要更適合。身體有殘疾或生病的人，更要選擇適合自己健康和身體狀況的方式來鍛鍊身體。

雖然說的是一分鐘鍛鍊，但沒有理由你只能做一分鐘。你可以持續做五分鐘或十分鐘，有更多的運動時間時，可以結合好幾個運動輪流做，鍛鍊效果會加倍。例如，在伏地挺身或深蹲後做熊爬，你會心跳加速、呼吸急促、肌肉疼痛、身體出汗，短時間內將體驗到高強度鍛鍊的效果，這種方式會增加心跳、肺活量、體溫，以及提升肌肉力量。

如果條件不適合長時間鍛鍊，至少抽出一分鐘。一分鐘看似非常短，似乎沒有多少意義，但當你實際去做伏地挺身時，你一定會感覺一分鐘怎會那麼長。你甚至會發現自己連一分鐘都做不完，坐下時全身肌肉痠軟無力。再試著屏住呼吸一分鐘，你更會覺得一分鐘很漫長。透過一分鐘鍛鍊來練習充分利用短暫、零碎的時間，會激勵你更有成效、更有創造性地利用空餘時間。

每小時做一次中高強度的鍛鍊，可以獲得巨大的效果。眾所周知，習慣長時間久坐對健康有負面影響。只要每小時鍛鍊一次，就可以糾正這種習慣。根據《體育及運動醫學與科學》（*Medicine & Science in Sports & Exercise*）雜誌的報導，每週坐二十三小時或更長時間的人，罹患心臟病的風險比坐不到十一小時的人高六四%。許多研究也表明，將每天坐著的時間減少到三小時以下，可以延長預期壽命兩年。

如果你每天大部分時間都坐在椅子或沙發上，即使每週上健身房運動四至五次，也會出現久坐帶來的「沙發馬鈴薯」效應。人到了晚年，更常坐在電視機前而不是工作。請記住，你窩在沙發上拿著遙控器的時間越多，健康就會越差。

瓊・維尼克斯（Joan Vernikos）博士是美國太空總署生命科學部（Life Sciences Division）前主任及《久坐致命，活動治病》（*Sitting Killing, Moving Heals*）一書的作者，她表示健康的關鍵是盡可能全天保持活動。這並不代表你必須像運動員一樣，一天運動好幾個小時。她的意思是，只要有機會，你應該活動一下身體。活動的次數越多越好，理想情況最好是每十五分鐘就起來活動一下身體。即使是簡單、普通的幾個動作也可以。間歇性的運動方式打破了連續久坐的習慣，對於提高生活品質非常重要。

鍛鍊時，身體會出現各種現象，例如心率上升、每次心跳的血容量增加、更快將氧氣循環到肌肉，以及清除細胞中的毒素等。你的呼吸頻率增加，肺部會更頻繁地擴張和收縮以排出毒素，並將更多的氧氣送進血液中。

研究顯示，在運動及鍛鍊過程中有二十多種代謝物會發生變化。其中有些物質會燃燒卡路里，有些能幫助穩定血糖。以重力訓練來說，所分泌的睪固酮可促進蛋白質合成、抑制蛋白質損傷、活化衛星細胞，以及刺激各種同化性賀爾蒙的分泌。此外，運動還會引發生化變化來加強並更新大腦，特別是與記憶和學習相關的腦區。

做中高強度的運動會導致體溫升高而出汗，這不僅會讓你已經疲憊的身體瞬間充滿了活力，還會拉住你心智的韁繩。一分鐘鍛鍊後，心智會變得更清明、警覺，讓你的精神更專注。這就是為什麼那些讓你分心的想法會消失，而注意力會增強；時日一久，你自然會培養出自信和熱情。

一分鐘鍛鍊的一個重點是，要把它融入生活中，不能脫離日常生活。換句話說，生活本身就是鍛鍊，鍛鍊就是生活。假如你在日常生活中每隔一小時做一次一分鐘鍛鍊，你的內在就會像天堂一樣，時刻都過著一種身心合一及富有創造力的生活。從這個意義來看，我又把一分鐘鍛鍊稱為「通往天堂的生活」。

一分鐘鍛鍊能讓我們保持意識清醒，沒有了意識，我們就不算真正存在。雖然我們有意識，但除非它是清醒的，否則就不算「活」的意識。因此，為了保持清醒，我們每個小時都要練習一分鐘鍛鍊。然後，我們的習慣和體質就會改變，主動改造體質意味著我們對自己的健康負責，從而創造屬於自己的快樂和平靜。

三十多年前，我在教授自己早期創造的身心訓練法時，曾對韓國現代（Hyundai）集團創辦人及主席鄭周永及ＳＫ集團創辦人及主席崔鍾建提供一對一的個別指導，這兩家公司現在都是全球性的大企業。和這兩個人實際接觸後，我發現他們真的是與眾不同的。首先，他們的體質與其他人不同，而最大的不同是，他們努力工作，有效率地利用時間，並且有著不同尋常的專注力。換句話說，他們的性格，讓成功成為必然的結果。對於只有小學學歷的鄭會長來說，更是如此。他的成功不是擁有良好的學術背景或環境，而是他與眾不同的生活方式。

因此，重要的是改變你的生活方式，也就是你過日子的方式。在日常生活中養成一種能夠使你保持健康的體質和習慣，而顯然的，壞習慣會讓你的健康變得更糟。生活是由一個個習慣組成的，很難在一天之內就改變你長期養成的生活方式和習慣。這就是為什麼我要告訴你一分鐘鍛鍊法，透過每小時鍛鍊一分鐘來終結過去的習慣。你可以把它想成用意志之劍去砍斷你的舊習慣，並透過不斷重複新的積極行動來養成新習慣。一分鐘鍛鍊就是找時間打破你的習慣模式，照顧好你的身體和自己。這是一種有意識的行動，讓你專注於自己、活在當下。一旦你開始這樣做，自然會開始關心生活中的其他方面。

如果你能堅持做一個月到三個月的一分鐘鍛鍊，會出現許多微妙的變化。你會體驗到身體上的物理化學變化、心理上的情緒變化，並發現自己正在發展一種新的生活方式，也就是隨時活動身體。我們經常昏昏沉沉地虛耗時間、發呆放空，也經常把時間浪費在擔心或紛亂的想法上。透過一分鐘鍛鍊，我們可以擺脫這些時刻。感到壓力時，可以進行一分鐘鍛鍊來改變情緒，擺脫令人窒息的氣氛。

當我們每個小時做一次一分鐘鍛鍊時，是在告訴我們的身體和情緒：「我是主人。」然後我們就可以更有效和更有創造力地去利用接下來的一個小時，好好管理時間。一旦從身體和情緒的懦弱及懶惰的能量中解脫出來，我們就能清醒過來並集中注意力。當我們管理自己的身體狀況時，最終也管理了自己的時間、情感及目標，把這些因素整合在一起，就是生命管理。

一分鐘鍛鍊也可以稱為一分鐘開悟。在傳統的東方哲學中，開悟是一種無我的體驗，是一種自我意識消失的狀態。為了達到這種無我的狀態，通常認為你必須經歷一個非常困難的苦行苦修過程。然而，在你做一分鐘鍛鍊的那一刻，你就可以體驗到無我的狀態——腦中沒有其他想法。你的心思都專注在身體上，其他想法都消失了。

試著不休息地連續做伏地挺身一分鐘。你的注意力會集中在身體的感受上，絕對不會生出其他想法。當你掙扎地在做伏地挺身時，你會想那些毫無意義的擔憂嗎？會想美味的食物嗎？可能不會。簡化思路的最佳方法，就是將意識集中在身體上。當你的心思都在身體上時，紛雜的想法就會消失。你腦袋裡的光會熄滅，然後你腹部中心的光會亮起來。每隔一小時一次的一分鐘鍛鍊，會讓你的身體流下深刻的印象。

更棒的是，一分鐘鍛鍊可以激發你的熱情。透過這種激情，可以窺見一個人為自己而活的意願有多高。你對生命有多大的熱情？毫不誇張地說，這個問題的答案決定了一個人的一生。對於在退休後無所事事的老年人來說，保持熱情並不容易。他們很容易認為自己老了，不能全身心地投入新事物。但是，熱情並不是因為你年輕或擁有良好的環境才發展出來的。你也不應該寄望他人能為你激發起更大的熱情，或是期望有更好的外在環境來重新點燃熱情。熱情要靠你自己去創造和發掘。

一分鐘鍛鍊是提高熱情的絕佳方法。在心臟快速跳動時，在肺部充滿了呼吸時，在堅實的肌肉因為鍛鍊的痠痛而產生力量時，你都可以深深感受到自己活著，也是你熱情升溫的時刻。「從現在開始，我將為自己的健康負責。我要創造自己的生活。」你會因為這種意願而爆發自信與熱情，而熱情就是希望。現在，就讓一分鐘鍛鍊來點燃你的熱情之火。

我開發了一個應用程式，用以幫助人們將一分鐘鍛鍊作為一種日常習慣。你可以在1MinuteChange.com 網站了解關於這個應用程式的更多訊息並免費下載。

長壽步行，找回年輕時的行走步態

長壽步行的出現，來自一次事故。二〇〇六年，年滿五十六歲的我在一次騎馬事故中傷到了下背部，意外發生在亞利桑那州的塞多納（Sedona），我騎馬上山時，馬突然急停，我完全措手不及。通常我總是很忙，到處開會、辦講座及出差，在事故發生後，我才開始有時間完全專注在身體上（這是很久以來的第一次），好讓身體早日可以恢復健康。然後有一天，我注意到自己走路的方式改變了，步伐不再像年輕時那樣有強而有力。不知在什麼時候，我已經習慣了韓國人所稱的「會長步態」——走路時，身體的重心放在腳後跟上。

從那時起，我開始研究不同的走路方式。我小心翼翼地一步一步走，改變我的姿勢和角度，像個學步的孩子一樣學習，然後仔細觀察身體的感受是如何變化的。我還研究周遭人的步態，發現老年人走路的方式和年輕人的確不同。

透過這項研究，長壽步行誕生了。這種步行方式包括將雙腳平行對齊，如數字11，然後向下按壓湧泉穴（腳掌下方的能量點），一直彎曲到腳趾尖。愉快而有力地走路，將身體重量放在腳掌前部，感覺到我的情緒真的改善了，體力也在恢復。我在房間裡走，在小徑上走，甚至在高爾夫球場上走，我熱情地走著，不斷地發掘步行的理由，並發現長壽步行的美妙。

在我把長壽步行當成日常習慣的五個月後，我突然感到身體充滿了活力，就像年輕時一樣。令人驚訝的是，我的身體更輕盈、更敏捷了。能夠用自己的兩條腿走路，我感到開心與感激。我意識到走路不僅是一種簡單的運動方式，還是一種促進健康的方法，而且是能夠體驗快樂的運動方式。走路時，心態非常重要。同樣是從甲地走到乙地，匆忙走路的人，臉上充滿憂慮，而把走路當運動的人，表情是明亮且愉快的。我發現健康、快樂和平靜就在不遠處，都可在步行中找到。

長壽步行是一種簡單容易的步行方式，這就是為什麼我第一次介紹長壽步行時，每個人都帶著疑惑：「真的會有效果？」但是體驗過的人都知道，即使只是走一段路，也能在短時間內產生驚人的效果。當你聽人們講述長壽步行的親身體驗時，你會發現他們的故事都有一些共同點，包括：

- **我沒有意識到走路方式如此重要。**
- **步行是如此有趣和令人興奮。**
- **腿和腳的劇烈疼痛消失了，現在兩隻腳變得輕多了。**
- **我過去經常失眠，但現在我睡得很好。**
- **我的氣色改善了，身體感覺更輕盈。**
- **我很容易焦慮和緊張，但現在我的內心平靜多了。**
- **我的身體更有活力、頭腦更清楚，工作時也更專心了。**

只要改變一件事——走路的方式，就可以帶來很大的變化。大多數人在走路時，都不會刻意去想要怎麼走。我們對自己的步態並不感興趣，也沒有人會批評我們走路的方式，反正舒服就好。學校也不太會教我們怎麼走路，我們自己也不關心腳底的事。然而，生活品質的改善卻取決於如何走路。不要只是因為你需要走路而走，而是告訴自己：「我會一邊走路一邊鍛鍊身體。」然後讓走路成為一種促進健康長壽的手段，一種創造快樂的方式。

隨著年齡增長，我們的肌肉會流失、骨骼會重塑，於是走路的方式也隨之改變。大約在六十歲以後，我們走路的姿勢會變得彎腰駝背，由於膝蓋未能完全伸展，而形成一種O形腿的蹣跚步態。虛軟無力的膝蓋導致身體的重心從腳底上升到下背部，到後來，當下背部也變弱時，我們的肩膀和頸部就會緊繃。

長壽步行可以讓我們回到孩提時代那種單純、健康的步態。精力充沛的孩子走路時，會把重量放在腳掌前部，身體前傾，就像即將往前倒一樣。他們不會背著手、慢吞吞走路，而是邁著輕快的步伐，大膽地向前走。要讓年老的步態恢復成年輕的步態，我們需要重新訓練自己如何走路。

長壽步行的基本姿勢，包括舒適地站好，把注意力放在腳底的湧泉穴上。湧泉穴位於腳底的凹陷處，在靠近腳趾根的腳底板三分之一處。站立時，請感覺你就站在湧泉穴上，而腳趾抓地。當體重平均分布在腳掌上時，你的身體會變得平衡，然後將緊縮感提至膝蓋、臀部，一直到下腹部核心（下丹田）。接著，再持續將能量連接到你的胸部、頸部和頭頂，刺激你的大腦（能量會隨著你的注意力移動）。現在試著走一段路，想像你的身體從腳底的湧泉穴連接到頭頂的百會穴。透過按摩湧泉穴，你的能量會被活化到腳趾尖，讓身體最大限度地發揮自癒能力，重建初始的生命力。

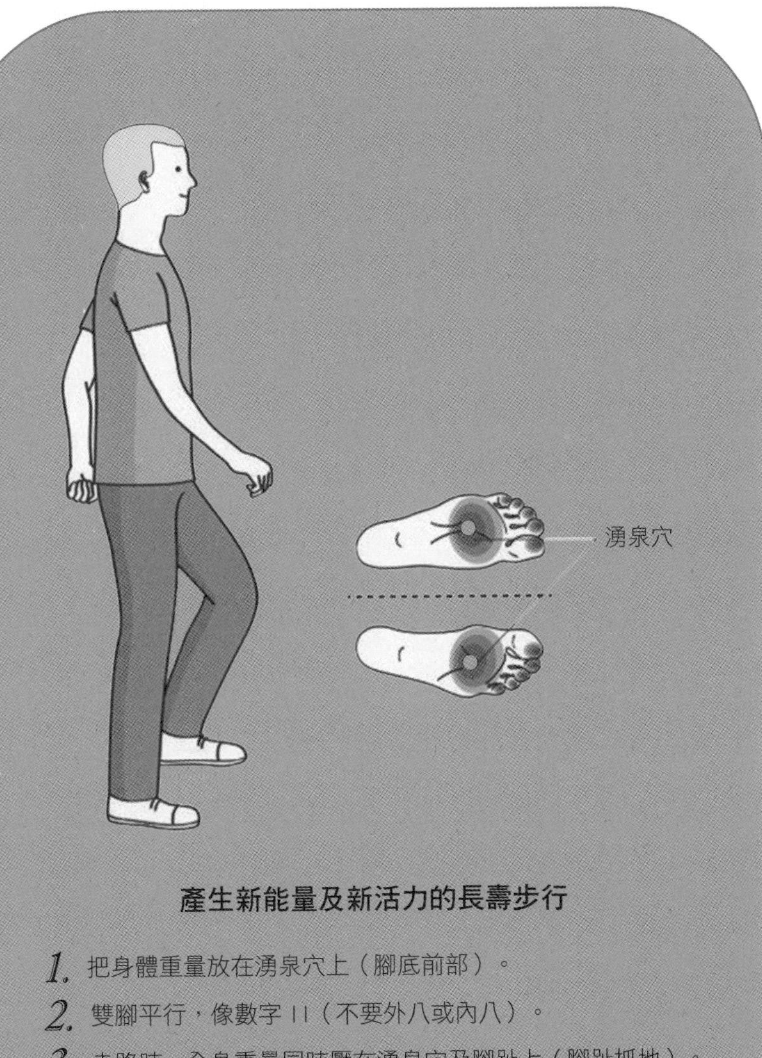

產生新能量及新活力的長壽步行

1. 把身體重量放在湧泉穴上（腳底前部）。
2. 雙腳平行，像數字 11（不要外八或內八）。
3. 走路時，全身重量同時壓在湧泉穴及腳趾上（腳趾抓地）。
4. 走路時，要有腳底和大腦串連在一起的感覺。

長壽步行與普通走路的不同之處，在於它會透過按摩腳底來活化大腦。腳趾是對應大腦神經最密集的地方。要能正確地彎曲腳趾，走路時你必須要同時把湧泉穴和腳趾一起往下壓。在東方醫學中，湧泉穴被認為是人體最重要的經穴之一。「湧泉」一名的含意是：「人體脈氣湧出之處，就像從地面上冒出泉水一樣。」走路時，傳送到大腦的能量取決於你按壓湧泉穴和腳趾的程度。

如果對世界各地的長壽村有過了解，你會發現很多長壽村都位於丘陵或山區。村民從早到晚在上山下山的過程中，身體重量都放在腳掌前部。走路時按壓在湧泉穴上，能量會自然地沉到腳底。此時，腳底會變暖而頭部變涼，這是因為火能量會因為壓力而增加並下沉到腳底。在東方醫學中，保持頭部涼爽和腳部溫暖，被認為是健康長壽的祕訣。火的溫暖能量和水的涼爽能量，會在我們體內同時循環。當這種水火平衡不被打破而又處於和諧時——水能量上升並保持頭部涼爽，火能量下沉並保持腹部溫暖——身體就達到了「水升火降」狀態。在這種循環狀態下，大腦和身體可以發揮最大的作用。當新的能量和活力在我們身體內湧現時，注意力和判斷力也會跟著改善，心智會變得更加穩定及平和。

現代人所患的大多數疾病，都是體內能量逆流所引起的：火能量直衝頭部。如果持續下去，腦袋會發熱，讓思維變得不清楚、注意力下降，嚴重時可能引起頭痛或失眠。

腦力工作者，在身體少活動的情況下用腦過度，更需要多付出努力讓長壽步行成為一種習慣，因為大量的火能量已經上升到他們大腦了。

關於長壽步行的另一個重點是，雙腳要保持平行，就像數字11一樣。大多數身體虛弱或不健康的人走路時，腳趾會向外張開，讓身體能量一直洩漏出去。長時間以這種方式走路會損害膝蓋，也會讓臀部變形，並引起椎間盤或腰部疼痛。錯誤的步態還會讓肌肉和骨骼過勞，而導致身體變形。相反的，如果雙腳能夠平行走路，雙腿和下半身會緊縮，下背部自然會挺直。一旦脊椎挺直，能量和血液循環順暢，腦脊髓液的流動得到改善，頭腦自然會更清醒。

長壽步行時，最好是尾椎骨能稍微前傾。當你將尾椎骨部位稍微向前拉時，肛門括約肌會收縮，讓能量更能夠匯集在下腹部。你的下腹部會變得溫暖，能量會從尾椎骨開始，沿著脊椎往上升，當丹田的氣（能量）充滿時，整個身體的血液循環和能量循環就會被增強。

對於疲憊、身體狀況不佳的人來說，他們通常都只想著躺下來。當體能隨著年齡增長而變差時，他們會花更多時間休息而不是活動。但是躺得越多，身體會越虛弱。你可能有過這樣的經驗，週末即使睡眠充足，也會覺得身體很累，這是因為躺太久而造成氣血能量循環不良。因此，當你從睡夢中醒來時，自然會感覺到反應遲鈍、沒有精力。如果你真的想躺下休息，建議你可以先長壽步行五至十分鐘，讓血液和能量正常循環後再躺下。這樣一來，你不僅有個深度睡眠，醒來時還能精神煥發。

大約二千五百年前，西方醫學之父希波克拉底（Hippocrates）曾說過：「走路是人類最好的良藥。」走路是一項全身運動，能夠調動全身上下的六百多塊肌肉以及二百多塊骨頭。特別是，走路能刺激許多伸展至腳底的神經，促進腿部血液循環和新陳代謝，對鍛鍊下半身肌肉、防止衰老有很重要的作用。

走路也是一種為大腦供氧的有效方法。大腦雖然只占體重的二%，卻是消耗能量最多的身體部位。它使用了一五%從心臟泵出來的血液，以及大約二五%通過呼吸進入身體的氧氣，即使休息時也是如此。一個人的大腦血液供應如果中斷約十五秒，就會失去意識；四分鐘後，腦細胞會受到不可逆的傷害。一旦腦細胞活動減少，頭腦就會混沌不清楚、注意力下降，意志力也逐漸消失。要讓大腦有足夠的氧氣可以使用，血液循環必須順暢。只要活動你的雙腳（所謂的第二個心臟），就可以幫助心臟泵血。這有助於血液循環，從而提供大腦良好的氧氣供應，使你從頭到腳都能保持健康。

走路不僅可以延緩大腦老化（例如大腦萎縮和腦功能衰退），還可以增加大腦的體積。匹茲堡大學寇克・艾瑞克森（Kirk I. Erickson）博士發現，年齡六十到八十歲之間的人，每週步行三天、每天三十到四十分鐘，大腦控制記憶力的海馬迴在一年內可以增加二%。相反的，如果我們不使用某個身體部位，其功能必然下降。舉個例子，如果你傷了一條腿而打石膏固定，時間一長，當你移除石膏後，你會看到癒合的腿比另一條腿更瘦弱。有一項測試研究強壯、健康的男性在躺了三個星期後，肌肉是如何萎縮的。雖然他們手臂的肌肉沒有改變，但雙腿的肌肉量卻少了約一五%。這些人經過九個星期的訓練後，萎縮的腿部肌肉才恢復了原來的狀態。這些研究似乎以科學證明，如果我們不走路，腿部肌肉會先萎縮，而且之後還需要花三倍時間才能重建流失的肌肉。

雙腳是我們的生命力之源，忙碌的雙腳似乎有助於延長壽命。人體的活力取決於我們如何保持良好的肌肉量，而人體肌肉有三〇%都在兩隻腿上——運動員的腿部肌肉甚至超過四〇%。雙腿上的肌肉越多，身體就越有活力。相反的，肌肉量越少，擁有的能量就越少。老年人很容易骨折，因為他們的肌肉已經大量流失。如果你爬了幾級樓梯後，兩腳就開始顫抖，與其抱怨年齡，不如現在就開始每天鍛鍊腿部的力量。

長壽步行可以讓你簡單、自然地在日常生活中保持健康。當你的身體更健康，你自然會變得更快樂、更平和。你會對周遭的人更大方慷慨，並渴望去幫助他們。這就是為什麼我會說健康不佳是所有問題的起點。

文善哲（Seongcheol Moon）是一名六十五歲的骨科醫生，曾在韓國濟州島執業超過三十五年，他認為長壽步行可以糾正骨骼失衡，迅速緩解病人肌肉骨骼系統的疼痛。他見過許多受到職業傷害而導致骨骼異常的患者，他會在治療方案中加入長壽步行，而且親眼看到許多患者的病情都得到了改善，包括膝關節疼痛、髖關節疼痛、腰痛、頸椎和肩部疼痛，以及由於脊柱重新調整導致的頭痛等。

他的妻子就是一個典型的例子。二十多年來，她因為骨骼和先天性膝關節薄弱而受苦。她自己也是醫生，因此她首先嘗試了現代醫學的所有治療方法。如果有效，文博士會將它們應用在其他患者身上。然而，沒有一種治療能夠完全緩解她的間歇性關節水腫和疼痛。走路和其他形式的運動，都會導致嚴重的膝蓋疼痛，這使她很難持續鍛鍊，所以文博士的妻子批評他是「一個連自己妻子的腿都治不好的骨科醫生」。

在跟著我學習長壽步行後，文博士開始每天花一個小時與妻子一起在診所附近的山上散步。起初，他們只是短距離散步，後來逐漸增加步行距離。為了感覺腳底的湧泉穴，以及真正感受走路時腳底與大腦的聯繫，他們一開始走得很慢。在此之前，文博士的妻子走路時，會把注意力放在疼痛的膝蓋上。據她表示，當她在做長壽步行時，意識轉移到了腳底和大腦，而整個身體似乎是挺直的。大約一個月後，她的疼痛消失了，而且體脂肪減少，體力活動也增加了，這讓她對克服膝蓋疼痛有了信心。現在他們夫妻已經能夠爬上韓國最高的漢拏山（Mt. Halla），這在以前是無法想像的。

有了妻子的親身體驗後，文博士現在推薦他的患者每天做長壽步行。即使最初因疼痛而不想走路的患者也表示，在他們逐漸增加以正確姿勢走路的時間後，身體越來越強壯，疼痛也減少了。雖然有許多方法可以糾正走路姿勢，但文博士選擇推薦長壽步行，因為它對快速放鬆身體緊繃、糾正身體失衡及緩解慢性疼痛非常有效。

我整理了一套詳細的長壽步行指南，提供每個步驟的指導及圖解，感興趣的讀者可在 Live120YearsBook.com 網站下載。

肚臍治療是一種能量CPR，保健效果立即可見

肚臍治療是維持身體健康的第三種機會鍛鍊。這是一種自我治療的方法，透過刺激肚臍這個激痛點（trigger point）來促進身心健康。過去三十年來，我開發了許多身心健康的練習，但一直想找到更簡單、更強大的方法。肚臍治療跟長壽步行一樣簡單，但因為刺激部位不同尋常，所以人們通常會驚訝問道：「你剛才說什麼？」但在直接體驗過肚臍治療後，他們再次驚訝於這些簡單動作所具有的力量和功效。

肚臍治療的基本做法是有節奏地反覆按壓肚臍，以下我會說明跟它有關的資訊。體驗過肚臍治療的人會感受到的健康改善，包括消化變好、提升睡眠品質、情緒改善、能

量增強，以及疼痛緩解。為什麼這個簡單的動作會有如此多的效果？答案是肚臍的特殊位置。肚臍位於人體中心，也是腹部中心，肚臍周圍都是維持生命的主要器官，其中有消化器官、循環器官、呼吸器官及免疫器官。促進良好的消化、增進血液循環、深呼吸及加強免疫系統是構成良好健康的重要因素，而能夠同時開啟這些功能的按鈕，就是肚臍。

當然，要真正了解肚臍治療，需要你直接去體驗。首先，舒服地平躺著，如果不方便躺下，也可以採取坐姿。放鬆身心，試著真正去感受身體的狀況——呼吸節奏、活力程度、腹部和腿部的溫度。現在將雙手的食指、中指和無名指的指尖相觸，然後用它們反覆按壓肚臍。但不是直接按在光裸的皮膚上，而是隔著衣服往下按壓。閉上眼睛，把注意力放在肚臍上，有節奏地每分鐘按壓一百次左右。等到習慣後，可以增加按壓次數。此外，我還開發了一種特別的工具——肚臍治療棒（Healing Life Wand，見頁154圖），可以有效進行肚臍治療，使用起來會更省力、方便。

如果覺得胸悶，可以透過鼻子或嘴巴自然地呼氣，把胸腔內停滯的空氣和能量排出。肚臍按壓重複約一百至三百次後就可停止。

接著，保持舒服的姿勢，閉上眼睛呼吸，把注意力集中在肚臍和小腹上，然後開始做肚臍呼吸（Belly Button Breathing）。它的基本步驟很簡單，但為了讓肚臍呼吸的效果

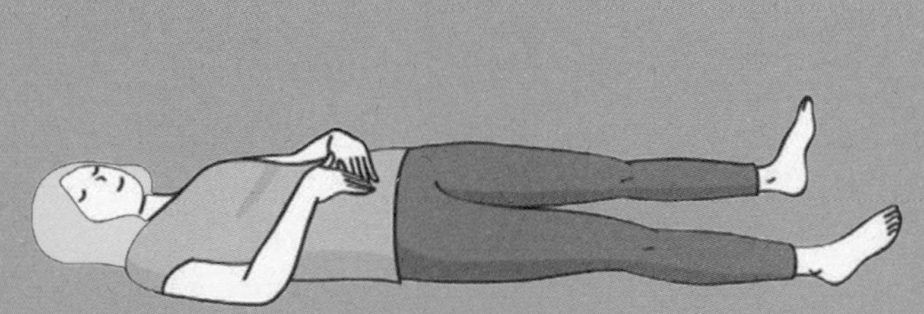

肚臍治療的步驟

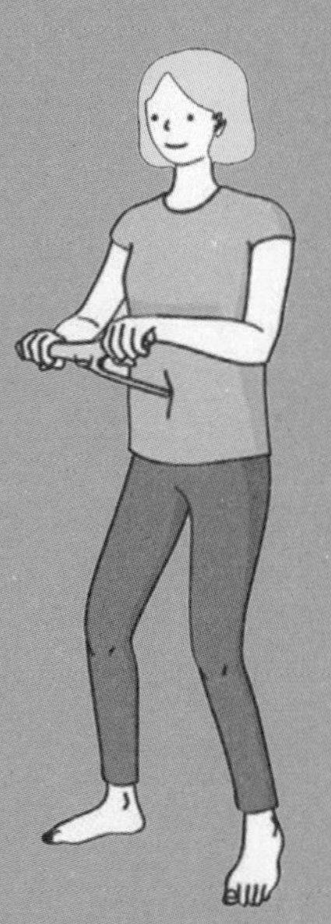

1. 躺著或站著都可以做肚臍治療。
2. 身體放鬆，自然呼吸約一分鐘，同時把注意力放在下腹部。
3. 用雙手中間的三根指頭有節奏性地、反覆地、用心地按壓肚臍 100 ～ 300 次。
4. 完成後，花幾分鐘注意調息，感受身體放鬆及煥然一新。

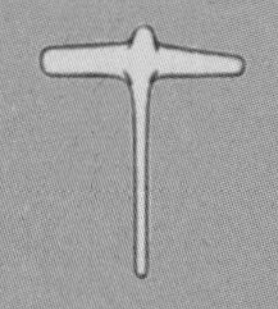

你也可以使用肚臍治療棒，這是專門為肚臍治療設計的便利工具，可以更容易、更有效地應用。

最大化，你要在這個練習中加上一些想像力。想像你的肚臍有一個呼吸孔，就好像你臉上的鼻孔已經轉移到肚臍上了。吸氣時，腹部挺出，並想像生命能量正通過肚臍上的「鼻孔」進入肚子裡並充滿它。呼氣時，收縮腹部，同時將注意力集中在肚臍上，將肚臍往後背拉。想像你的腹部就像橡皮球一樣反覆充氣和放氣，而生命能量正通過你的肚臍注入腹部。

隨著呼吸越來越深沉、舒服，安適的感覺會讓你覺得就像待在母親子宮裡，靠著臍帶提供你生命能量一樣，你在這個安全、舒適的地方接受母親的愛。你不再覺得自己是一個孤單、獨立的個體，而是有一種穩定、合為一體的感受，就像透過肚臍與你的母親連結在一起。

這樣做不超過五分鐘，你的呼吸會加深且變得自然，腹部甚至下半身都會變暖和，頭腦也會變得更加清醒。你會充滿活力，同時也更加放鬆。在如此短的時間內就能產生這麼多的正面效果，這不是很神奇嗎？

肚臍治療最直接的效果是改善腸道健康。我們的腸道除了消化食物，吸收營養物質和排除體內廢物外，還深度地參與了排毒和免疫。最近對腸道微生菌群、腸道與大腦狀況的研究也顯示，腸道與我們的情緒和思維息息相關。

小腸位於肚臍正下方，是肚臍治療最直接刺激的體內器官。經常有節奏地按壓肚臍，可以刺激小腸肌肉的蠕動，幫助消化並使排便順暢、有規律。身體大約有三〇%到四〇%的血液會流經腹部器官，按壓和刺激肚臍可以有效促進腹部的血液循環，促進整個身體的氧氣及營養供給。雖然健康的飲食習慣是腸道健康的基礎，但肚臍治療很大的一個優勢是，不需要食物或藥物，只要簡單的按壓就能為胃腸健康帶來實質性的貢獻。

此外，腹部的淋巴結都集中在肚臍周圍。淋巴結是免疫系統的一部分，肚臍治療可以適當地刺激淋巴結，促進淋巴液流動，協助免疫功能和廢物排泄。

研究人員現在也意識到，腸道微生物對免疫功能的重要性。人體腸道中有三百到一千種微生物，統稱為腸道微菌群。腸道微菌群不僅可以分解食物、產生維生素及賀爾蒙，還能阻止病原體產生。腸道免疫系統包括腸道內免疫細胞及微生物的活動，占身體免疫力的七〇%至八〇%。肚臍治療能幫助你改善腸道環境，提高腹部溫度，並經由鍛鍊腸道來促進腸道內的血液和氧氣循環，從而提高免疫力。

科學家已經發現，從食道到肛門的整個腸道神經系統（enteric nervous system，簡稱ENS），可以獨立於大腦運作。就像你的大腦一樣，ENS也有接收及處理訊息的細胞，以及告訴消化系統應該做什麼的細胞。即使ENS與大腦之間的聯繫被切斷，或甚至大腦停止運作，ENS仍然可以繼續運作。這就是為什麼ENS及其相關細胞，會被稱為**第二大腦**或**腸腦**（gut brain）。

雖然大腦含有大約一千億個細胞，而腸腦只有三億到五億個細胞（大約是脊髓細胞總數的五倍），但腸道功能非常重要，以至於十二對腦神經之一的迷走神經直接從大腦連接到腸道，不經過脊髓。超過兩千條神經纖維連接大腦與腸腦，使人體身上這兩個腦能夠緊密並迅速地交流。這就是為什麼當腸道出現問題時，會立即影響到大腦；反過來，當大腦出現問題時，腸道也會有問題。你是否曾在聽到壞消息或緊張時而胃痛？是否曾因為脹氣或便祕而頭痛？由此可以看出腸道與大腦之間的聯繫相當緊密。

腸腦對大腦的影響更深刻。例如，腸道中的神經元和生產賀爾蒙的細胞會發出化學訊號，影響我們的情緒。多巴胺（dopamine）是會讓我們感到愉快和滿足的神經傳導物質，而人體大約五〇%的多巴胺是在腸腦中產生的。血清素（serotonin）是帶給我們幸福感的神經傳導物質，超過九五%的血清素也是在腸道中產生的，只有三%的血清素是由大腦分泌的。

血清素和多巴胺會影響我們的情緒、動機、睡眠、性慾和性功能、記憶和學習，以及社交行為。一旦沒有足夠的血清素或多巴胺，就會感到抑鬱和焦慮，這可能受到腸道影響而讓問題更為嚴重。改善腸道健康可以增加血清素和多巴胺的分泌，使我們保持積極的正向情緒，感到滿足並充滿動力。大多數患有自閉症或注意力不足過動症的兒童，都有腸道問題。一些成年人的大腦狀況，例如阿茲海默症，也與腸道問題有很強的相關性。

研究指出，五十歲以上因缺乏血清素而出現憂鬱症狀的人，罹患血管性失智症（vascular dementia）的可能性兩倍於沒有憂鬱症的同齡人，患阿茲海默症的可能性也高出六五%。隨著腸道環境改善，許多這類的大腦問題也會跟著改善，有時還比直接針對大腦的傳統治療更有效。

艾莫隆．邁爾（Emeran Mayer）博士是世界著名的腸道與大腦健康研究專家，也是《腸道．大腦．腸道菌》（*The Mind-Gut Connection*）一書的作者，我曾跟他一起開過幾次會，所以有機會與他討論腸道與大腦健康的整體觀點。他說，人們傳統上認為，肚臍附近的第三脈輪「太陽神經叢」（solar plexus）控制著一個人的能量、恐懼、焦慮及食物消化，這表示腸道和大腦之間存在著聯繫。他說，透過直接的物理刺激來活化太陽神經叢，例如肚臍治療、按摩，或瑜伽、腹式呼吸等間接刺激，都可增強腸道與大腦的連結。

如前所述，我們的腸道和大腦是經由迷走神經來聯繫的，這種腦神經從腦幹延伸到身體的幾乎所有器官，包括小腸、胃、肝、腎、肺和心臟。迷走神經就像雙向的訊息高速公路，向各器官傳遞大腦調節呼吸、心跳等指令，並向大腦傳回有關每個器官的訊息，包括胃和其他消化器官是否空了。

肚臍是從身體外部直接刺激迷走神經的最有效觸壓點，因為它底下的肌肉層很少。

反覆而有節奏地按壓肚臍會刺激小腸中的迷走神經，對大腦和其他器官會產生漣漪效應。

最大的好處是增加了控制壓力的能力。迷走神經是人體最大的副交感神經，副交感神經引導我們的身體休息、經由消化補充能量、排出毒素並修復損傷。相反的，交感神經則會引發壓力反應，使身體興奮和緊張。如果交感神經過度活躍，我們最終會患上各種疾病——高血壓、糖尿病、心臟病、動脈硬化、知覺功能障礙、消化不良。這就是為什麼壓力被認為是許多疾病的根源。肚臍治療刺激的是副交感神經，可以讓我們獲得深度休息和放鬆身體。在短短五分鐘的肚臍治療之後，口腔會分泌唾液、呼吸變深，這顯示副交感神經系統已經被活化，提高了身體的自然療癒能力。

韓國人把這個肚臍能量點稱為「神闕」（shingwol），原本的意思是上帝進出和居住的地方。根據東方醫學，刺激神闕可以提高身體的免疫力，促進腹部器官的能量和血液流動，使身體變暖和而恢復整體健康。神闕能量點可用於緊急治療因高血壓、中風而突然失去意識或昏倒的情況，還可用於體溫過低、四肢冰冷而引發腸道疾病，以及女性月經失調和不孕等生殖問題。

肚臍治療對於能量較弱且呼吸逐漸變淺的老年人來說，是一種簡單有效的保健練習。通過擠壓腹部，可以泵送腸胃內的血液在全身循環；還可以鍛鍊腹部肌肉，使腸道變得柔韌，讓橫膈膜深深地沉入腹部。當你缺乏活力或者感到疲倦時，只要按壓肚臍一分鐘，然後做肚臍呼吸，很快就會感覺到身體恢復活力，並且變得越來越暖和。

這有點像對心臟停止跳動的人做心肺復甦術（CPR）。我們可以這麼說，肚臍治療是一種能量CPR，可以讓健康狀態已經瀕臨崩潰的人恢復活力。在美國有許多體驗過肚臍治療強大影響的人，志願參加「恢復活力計畫」（Project Revitalize），他們會造訪社區的老年人生活輔助照護機構，向老年人及工作人員教授肚臍治療。

深呼吸是老年人維持健康、活力、穩定和安心的關鍵。隨著年齡增長，往往呼吸會變短促。當我們還是嬰兒時，是用下腹部深呼吸，但隨著時間推移，我們的活力會逐漸下降，胸部能量也被壓力阻擋，造成呼吸變淺而不得不改用胸部呼吸。在死亡來臨之前，我們的呼吸會變得非常淺，最後集中在喉嚨，直到不能再呼吸為止。對老年人來說，要在短時間內恢復深層又自然的呼吸，沒有比肚臍呼吸更有效了。你還可以參見第十章描述的「呼吸冥想」來學習深呼吸。

肚臍治療也可用來在肚臍內和周圍找到疼痛點，按壓這些痛點可以解決身體相關部位的毛病。反覆按壓肚臍後再加上深呼吸，其目的就是增強活力。按壓肚臍周圍的疼痛點，能夠有效地釋出滯留在腹部、附近器官、肩膀、下背部和髖關節等部位的能量。這種手法，可以稱為**肚臍反射治療法**（belly button reflexology）。

四十多歲的李曼．卡羅斯（Lemuel Carlos）是移民律師，住在亞利桑那州的鳳凰城，他的家人在鳳凰城的菲律賓社區因為經商及從事非營利活動而聞名。卡羅斯透過「體腦瑜伽」（Body & Brain Yoga）的課程知道肚臍治療，但一開始並沒有打算嘗試。「這個方法聽起來有點怪。」他當時心想。

後來他父親的健康狀況因為肚臍治療而大大改善時，他的想法改變了。他父親現年八十一歲，二十三年前接受過腎臟移植手術，一直都和新腎臟相安無事，直到一年前腎臟迅速惡化，不得不長期洗腎。在開始肚臍治療和瑜伽後，他的健康狀況大為改善，肌酸酐指數在幾個月內從五．一降至二．三。他減少了去醫院的次數、食慾恢復了，糖尿病和血壓也恢復正常。

因為父親的經歷，卡羅斯受到激勵後也開始做肚臍治療。他在律師事務所負責移民和離婚相關的法律問題，經常面對很大的壓力，而當他開始肚臍治療後，壓力大幅降低了。他表示，五分鐘肚臍治療的效果對他來說，就和步行十五到二十分鐘的效果一樣好。

卡羅斯說，當他感到疲勞、注意力下降時，肚臍治療能幫助他清醒過來，比喝咖啡要有效多了。從二十五年前他接受脊髓腫瘤手術後，舉起左臂時總會感覺卡卡的。在做了幾個月的肚臍治療後，他不再感到任何不適。在他所住的菲律賓社區中，很多人從事老年人的生活輔助照護工作，他積極地向那些人介紹肚臍治療，也熱情地推薦給他的客戶。

想了解肚臍治療的更多相關訊息，可以參閱我的另一本書《肚臍治療——解鎖第二大腦的健康生活》（*Belly Button Healing: Unlocking Your Second Brain for a Healthy Life*）或上這個網站 BellyButtonHealing.com。

我的身心都由我作主

管理好自己的身體狀況是圓滿生命的必要條件，它能讓你的後半生擁有真正的滿足感。讓運動、鍛鍊成為你日常生活的一部分，要時刻謹記健康是你晚年生活品質的基礎，有了健康，你想要的生活才有可能成真。

如果你已經養成經常運動或鍛鍊的習慣，那麼你很幸運。如果你還沒有這種習慣，現在請開始培養。選擇適合你條件和情況的運動或鍛鍊，抓住每一個機會活動你的身體，包括本書介紹的鍛鍊——一分鐘鍛鍊、長壽步行、肚臍治療。永遠記住：一旦你掌控了自己的身體，就能掌控自己的想法。

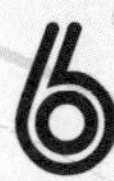

積極的人創造快樂，消極的人等待快樂

要想快樂，不是等待環境改變，而是成為環境的主人，主動去引導它並使它改變，而不是讓環境為你的不快樂買單。有了這種態度，才能擺脫外在環境的影響，不再心隨境轉，而是境隨心轉。

就像每個人都想要健康一樣，每個人也都想要快樂。但是卻有越來越多的人覺得自己不快樂。特別是隨著年紀越來越大，在生活的許多方面都經歷著更深、更頻繁的各種不快樂，包括慢性病、人際關係疏離、經濟實力變弱。退休後，突然面臨社會角色的轉變，很多老年人很可能會發現他們的自尊心正在消逝。

你呢？你快樂嗎？讀到這本書時，你可能會很渴望後半生能過得更快樂、更充實。為了讓自己有機會滿足這種渴望，你必須有勇氣問自己一些重要的問題。

- **我現在快樂嗎？**
- **具體來說，什麼時候我會特別快樂？**
- **當別人取悅我時，我會感到快樂嗎？**
- **我是否認為是外部環境讓自己不快樂？**
- **內在的幸福感對我很重要嗎？**
- **我會主動去創造內在的幸福感嗎？**

如果你現在感到快樂，並積極努力地讓自己更快樂，那就太好了。但如果你現在不快樂，並為自己為何不快樂擔心，你會迫切地想要找到原因。

正在變老的你，如何創造快樂？

當各行各業的人找上我，讓我幫助他們過上更滿意的生活時，我發現人們之所以不快樂有兩個主要的原因。

首先，他們對自己所處的環境不滿意。他們認為自己不快樂，是因為缺少了某些東西。環境不僅指你周圍的狀況，譬如經濟實力和人際關係，還包括你面臨的所有情況，也包括你的身心健康。有些人認為他們不快樂，是因為身體狀況不佳，或是沒有足夠的錢，或是沒有伴侶或朋友來分享他們的心事。這些全都是你周圍環境的一部分。

假如讓環境因素決定你快樂或不快樂，那麼你這一生將很難避免成為環境的奴隸。因為你要想快樂，就必須等待環境改變。但是你應該反過來，成為主導環境的主人，引導它並使它改變，而不是為你的不快樂去責怪它。缺少了這種態度，即使是一個好的環境，你也無法利用，反而會被環境控制。許多人儘管擁有財富和權力，卻因為濫用而陷入了不快樂的深淵。

在你變老時，你真正體驗的第一件事就是身體的變化。你變得虛弱、皮膚失去彈性，也更常生病。這些身體的變化通常會伴隨令人不舒服的情緒，譬如焦慮、悲傷和恐懼。

我們應該如何去處理這些情緒呢？一個強而有力的方法是透過機會鍛鍊，將你的意識或注意力轉移到身體上，我在前一章提到過這種方法。如果你經常練習，就會從負面情緒解脫出來，在任何情況下都能迅速改善自己的心情。

你必須了解自己和情緒之間的關係：情緒不是你，而是附屬於你。情緒只是一個會影響你的環境變數，就像你經歷到的任何其他因素一樣。你可以選擇離開某種情緒，就像離開一個房間。你可以改變自己的情緒，因為它們只是你的內環境，而不是你的本質。

無論你多麼努力地透過訓練和冥想來控制自己的想法，負面情緒還是會生起。你有時會感到孤單、悲傷或生氣，這很正常。只要我們的生活持續與無數的人和事糾纏，就會產生這樣的情緒。因為我們是生活在許多外環境和內環境中，情緒必然會隨著這些環境的變化而產生——我們的日子不會天天都是大晴天，有時還是會颳風或下雨。安住於心，可以讓你冷靜地觀察這些變化。

孤單、悲傷、憤怒和恐懼等負面情緒，未必是壞事。如果感覺不到焦慮或恐懼，人類如何能夠應對危及生命的危機，存活這麼久？如果悲傷和憤怒完全消失，我們的生活將會多麼無聊、沉悶和淺薄？就是因為有難受、痛苦的時刻，歡樂和快樂的時光才會顯得更加美好和珍貴。

重要的是，不要被負面情緒所困。有情緒是自然的，但你必須防止陷進這些情緒並被它們牽著走。長時間在負面情緒的流沙中掙扎會削弱你的力量，讓你感到孤單、害怕和不快樂。這些情緒會降低你的能量，使能量變得更灰暗、沉重。特別是，一旦陷入與變老有關的負面情緒中，令人沮喪的想法就會接踵而至，誘使你放棄。我們會開始告訴自己：我無能為力、生病了、無聊了、孤獨了，而且漸漸老了，或是我隨時會死、我很害怕等等。

為了避免陷入負面情緒，你需要察覺到自己的情緒狀態，並培養逃離它的力量；而這就是靈魂的力量。只有意識之光、靈魂的力量，才能平息洶湧的情緒波動。一旦喚醒靈魂的力量，你就可以看到情緒的轉變及意識的更新，並根據自己的意願去運用環境，而不是被環境控制。無論環境是好或壞，你都要這樣想：這是靈魂成長的一個功課，你要透過它去探索實現靈魂成長的方法。你是被環境所困，成為它的奴隸，或是主宰環境並好好利用它呢？你必須從中選擇，只有這樣，你才能創造快樂，成為生命的真正主人。

回顧我這一生，經歷過許多曲折和掙扎，而那些艱苦的環境實際上訓練了我。我無法在這裡一一列舉，但是我可以告訴你其中一個經歷，它曾經讓我的處境處於非常尷尬。

大約二十年前，我從韓國來到美國，開始教授「體腦瑜伽」，這是我開發的一種身心訓練方法。我滿懷希望和期待地登上飛機，飛越太平洋、美洲大陸，最後抵達紐約市的甘迺迪國際機場。我收拾好行李堆放在推車上，然後走去見那個要來接我的人。就在這時，突然有人走了過來，開始跟我說話。因為我的英語不好，完全聽不懂他在說什麼。他站在我的面前，不停說著話。我覺得他是在向我問路，但我不知道那個地方，也無法向他解釋，所以我只能無奈又沮喪地站在那裡。

讓我覺得奇怪的是，如果我回答不了他，他應該去問別人才對，為什麼一直面帶微笑地在我身邊比手畫腳呢？我正這麼想著時，轉身就看到另一個人拿著我的行李跑了。我再回頭一看，剛才跟我說話的那個人也不見了。這時我才意識到：「噢，老天！我的行李被偷走了。」那裡面有我上課時要穿的衣服、書籍，以及五千美元的種子資金。後來我找到了那個來接我的人，並向警方報案，但再也沒有找回我的行李。

在這種情況下，你會有什麼感覺？可以想像得到，當時我很沮喪：「我剛到美國，怎會發生這樣的事？難道我不該來嗎？這對我的未來是一個壞兆頭嗎？我應該回韓國嗎？」我腦袋裡冒出了各種負面的想法。不過韓國是回不去了，因為我離開時就已經告訴學生：「我會去美國拓展業務，由你們全權處理在韓國的事。」所以我沒想過回去的事。我也很難告訴別人我的行李被偷了，因為我可以預見人們會竊竊私語：「一位道家的開悟導師還會被偷了行李？難道他不應該一眼就看出對方是小偷嗎？」

原本充滿希望的美國之行，轉眼間就陷入了絕望。帶著這種不愉快的感覺，似乎也暗示我在美國的活動不會很順利。情緒是一種會影響身心的能量，所以我確實沒有一個好的開始。在這種負能量下，我覺得自己沒有足夠的力量去完成這麼大的任務。我當時有理由可以放棄，但幸運的是，我知道自己沒有必要停留在這種狀態下。我意識到自己必須以某種方式更換心情，即使問題不斷出現。

所以，我決定為自己找到一個正面的訊息。我尋思著剛到美國就丟了行李，可能意味著什麼。然後以下的訊息就浮現在心裡：「我沒有丟行李和錢。我來到了美國，然後捐給了紐約市五千美元，那個傢伙的情況一定很糟糕，所以才會這麼做。」改變想法後，我覺得好多了：「我捐了五千美元，所以我將來會很幸運，十年內會有千倍的祝福回報給我。」我給自己這樣一個具體的訊息。

這樣想之後，我的心情真的好多了，心中還湧出了一股不可阻擋的雄心壯志。我的外環境並沒有任何變化，但確實有件事改變了：我的想法。我所做的，只是改變了我對某件事的看法，卻因此獲得了截然不同的態度來面對現實的力量。十年後，我所希望的未來成了事實。改變你的想法，給你的大腦一個好訊息—這是改變你所在環境的第一步。

生活中，我們都會遇到大大小小的障礙。然而，面對同樣的障礙，反應也會因人而異。有些人受阻後會一直停留在原地，有些人則大膽突破並繼續前進。一個能成功面對挫折的人，也能等到挫折之後的機遇和祝福。有障礙就去克服，在克服困難的過程中，我們會因為獲得歷練機會而變得更加強大。不要害怕障礙，如果你認為障礙是一堵厚牆，就很難突破它。根據我迄今為止的生活經驗，障礙不是難以穿越的厚牆，而是外表看起來很厚、但實際上很薄的紙窗簾，只要一推就會打開。然而，很多人都因為畏懼、害怕，甚至從來沒想過要去突破這些虛有其表的厚牆。

障礙出現或面臨困境時，都不要絕望地放棄。首先，試著這麼想：你所面對的所有情況，都是有原因的；並試著轉念，把它們看成是發展你靈魂力量的機會。有了這樣的心態，你就可以把每件事都視為值得學習的功課，是砥礪你成長的磨料。這樣的你就像是站在環境中心的創造者，有足夠的能力改變環境。然後，你的生活再也不用等待來自外面的快樂，而是自己創造和享有快樂。

三種快樂新泉源，追求更高層次的幸福感

許多人感到不快樂的首要原因，是對他們所處的環境不滿意。也許他們沒有得到想要的機會、與家人關係不好，或是財務有困難。如果他們能有一個更好的環境，如果這

些麻煩都沒有出現，他們會更快樂嗎？未必，這是你直接或間接都可能看到的情形。許多功成名就、擁有財富和權力的人，都認為自己不快樂。即使擁有好房子、好車子和好伴侶這些通常被認為幸福快樂的條件，有一天也必定會感到乏味和無聊。為什麼？答案是他們沒能找到生活的真諦和動力，缺乏讓他們每天都充滿熱情的東西。這就是缺乏使命感，也是人們感到不快樂的第二個原因。

在退休之後到死去，我們有大量的時間可以隨心所欲地使用，但是這些時間只會讓我們感到難以承受，不知道如何去利用。假設你退休後會再活上三十五年，每天有八個小時從事有意義的活動，那麼有生產力的總時數大約是十萬個小時。你會如何有效利用這十萬個小時呢？如果你的老年生活乏善可陳，天天待在好房子裡吃好睡好，幾十年都沒有任何事情發生，我們能把這種生活稱之為有意義的快樂生活嗎？我們難道沒有辦法在最後閉上眼睛時，能夠問心無愧地對自己說：「我真的過得很好，也感到很滿足，並為自己感到驕傲」？

辦法是有的，這代表我們要改變對快樂的看法，以及發掘新的快樂泉源。

快樂的另一個同義詞是愉悅，各種各樣的愉悅。基本上，有滿足本能欲望的愉悅，比如吃的愉悅和通過性獲得的愉悅。愉悅感也分為兩種不同的層次，一種來自占有，一種來自控制。到目前為止，我們所談論的愉悅，動物們也可以感受得到。這些愉悅感和下丹田或下脈輪密切相關，通常控制著身體的能量和欲望。

年輕時，對食物、性、占有和控制的欲望都很強烈。但是老了以後，如果持續執迷於這些樂趣只會給自己帶來不幸。我並不是說你不應該再追求這樣的快樂，你還是可以享受美食和性愛，也可以透過經濟活動來行使所有權和控制權。然而，如果你是為了解悶、消磨時間，而沉溺於這些欲望所帶來的愉悅感，那麼有意義的生活和真正的快樂將會離你越來越遠。

老年有足夠的時間，可以讓你去尋找快樂的新源泉。不要一味依循以往滿足欲望的愉悅感，而是去發現更高層次的幸福感。這就像挖一口新井，如果你喝過的井水已不再能解渴，你就得再挖另一口井。不要只是光看著舊井乾涸，希望下一場雨或靠其他人來為你補充新水。還有許多其他的快樂來源，如果你願意，可以再挖一口新井。邁入老年生活，我們更應該專注於尋找發自內心的快樂，而不是從財富和權力等外在事物去尋找快樂。快樂的內在泉源永不乾涸，它提供了真正的純淨水，可以為已厭倦單調乏味、世俗生活的靈魂解渴。

幸運的是，身體系統會使得我們在晚年時不得不去追求更高層次的快樂。隨著年紀越來越大，食欲和性欲會自然下降，而賀爾蒙的變化也會改變生理上的欲望。當然，這些需求仍然存在，但比起年輕的高峰期已經大為降低了。就像即將化蛹的毛毛蟲會停止進食一樣，步入老年期的我們，食欲及性需求也會下降，好將更多的時間用於內省靜思。

就像毛毛蟲準備蛻變為蝴蝶在天空飛舞，我們人類也終將從地面抬起眼睛望向天堂。我們會回顧過去的生活，並慎重思考如何在死去之前找到終局。因此，步入晚年時，自然而然會去追求更高層次的快樂，這是人類肉身和大自然的法則。這也是為什麼那些年老時仍沉迷於自身欲望、自私自利的人，看起來都很醜陋的原因。我們要跟隨身體的變化、遵循大自然的秩序而活。

雖然後半生，我們可以追求更高層次的快樂，但其中有三種快樂能夠帶給我們真正的滿足，並引領我們走向圓滿的人生。首先是**弘益**（hongik，韓文的意思是讓更多的人和社會受益）**的喜悅**，第二種是**覺醒的喜悅**，第三種是**創作的喜悅**。這三種快樂，與我們身體各個能量中心的發展程度息息相關。當你為了弘益而努力，並從中感受到宏大、純潔及無條件的愛時，胸口的中丹田能量會被活化，這會為你帶來莫大的快樂。至於覺醒和創作的喜悅，則是頭部上丹田能量被活化的結果。

弘益的喜悅：無條件的愛與關懷永遠不會變質

你什麼時候覺得快樂？許多人說，當他們愛別人也被別人所愛時，會感到快樂。相反的，當自己無法愛人或不被愛時，就會感覺到不快樂。愛絕對是一種神奇的情感，很少人能夠完全理解愛。愛可以讓我們瞬間飄浮在快樂的雲朵上，然後又在轉瞬之間，讓我們一頭栽進像地獄般的痛苦。要理解愛的本質，我們必須問問愛從哪裡來。

不是所有的愛都在同一個層次。如果我們將愛分門別類，可分成以下兩大類：一類是尋求占有和控制的情感之愛，另一類是純粹的、無條件的靈魂之愛。這兩種不同來源的愛，它們的能量在胸口的中丹田交錯混合。情感之愛會受到下丹田能量的影響，下丹田的能量是性欲的能量、占有和控制欲的能量，當它們上升到胸口處時會創造出情感能量。人們通常把這種源於欲望的感受稱為愛，但這也可能是妄想、依戀、執迷或貪婪。

純潔、無條件的愛不是占有，也與控制無關。愛在某些時刻會變成不快樂，原因就在於占有和控制。當你的愛快變成不快樂時，請檢查一下你是否想要占有或控制對方；當然，也有可能是對方的錯。請拋開這些依戀及執迷，選擇純粹的靈魂之愛吧！

執迷於情感之愛的人，他們的快樂常取決於對方的反應。如果對方愛他們，他們會很快樂，如果對方不愛他們，他們就不快樂。相反的，擁有純潔的靈魂之愛的人，他們的快樂源自於自己的內心。當他們分享著內心的純潔之愛時，會感到由衷的快樂。他們專注於愛別人，而不是試圖從別人那裡汲取愛的能量；他們也不期望或計算著用愛他人來換取回報。他們相信對方的靈魂及真實、坦蕩的本性，並努力發展對方的真實本性，而不是為別人劃定框架，評估和批判他們。這才是真正的愛和慈悲。

這種理想的愛才是老年時應該追求的。年長的夫妻應該互相學習，而不是占有和控制對方。他們可以是靈魂伴侶，可以是走在人生道路上的旅伴，為彼此的靈性成長有所貢獻。這樣一來，他們在黃金歲月會擁有更微妙及更大的幸福。

不過，這種靈魂之愛不局限於夫妻之間。許多因死亡或離婚而與配偶分離的人，都難以忍受孤獨之苦。但如果你認為身邊沒有伴侶就不會快樂，那你將會陷入不快樂的境地。沒有人說愛的能量只能給一個人，當我們環顧四周，會發現許多人都需要我們的愛和幫助。這就是為什麼許多開明的長者會選擇做個志願者，為鄰居或社區貢獻他們的才能。

當你無條件愛別人及接受別人時，當你不考慮自己的利益而分享所擁有的東西時，當你出於真心為了他人而犧牲自己時，你會感到一種難以置信的快樂。當你分享純潔之愛的能量時，會發現到你無法用其他方式感受到的快樂泉源。

弘益（hongik）是韓國的立國及教育理念，指明生命的存在意義就是幫助他人。「弘」（hong）是宏大廣泛，而「益」（ik）是指利益，意味著一個被稱為「弘益」的人是為了許多人的利益而工作，而不僅僅是為了自己和他們的家人。如果說愛一個人是小愛，那麼弘益就是大愛。

有些人雖然有很多愛，卻把愛鎖在內心裡而不與別人分享其能量，因而導致了自己的不快樂。即便他們有心想利用愛的能量，卻沒能做到。此外，那些被小愛所傷害的人，可能會因為不信任別人而把心門關上。如果能夠做到互相尊重、彼此關懷，即使是小愛也是美好的、有意義的。成熟的小愛，會成為指引我們走向大愛的路標。但如果你只執迷於小愛，並坐等愛來找你，你只會給自己帶來不快樂。胸懷大愛的人，內心是真正的快樂、自由及平和。於是，他們靈魂的能量會隨之增長，並且變得強大。真正為所有人的利益而活，是老年時靈魂得以成長的最佳方法。

現年七十歲的愛麗絲．坎特（Alyse Gutter）居住在美國紐澤西州，就是因為「弘益」的生活而感受到靈魂的喜樂。她一向認為自己很獨立，對於婚姻生活沒有太多執著，但兩年前在丈夫離世後卻放不下生離死別的傷痛。她表示，在丈夫去世後，她的身體和精神都遭受到極大的痛苦，而她之所以能重新振作，則是因為與他人的接觸。喪親之痛讓她學到的人生功課，教會她去理解和同情他人的悲傷和痛苦。她在社區中心為視障人士和老年人提供免費的瑜伽課程，也在瑜伽中心授課，找到生活目標後，她的臉上重新有了笑容。她說自己正在快樂、美麗地老去。關於尋找快樂，愛麗絲是這樣說的：

我最大的樂趣是和人們一起訓練，這會讓我忘了煩惱，甚至忘了時間的流逝；只有喜悅、美麗及平和。對我來說，這是讓我早上充滿活力、晚上安然入睡的最佳方式。坐在門廊搖椅上玩牌的生活，對現在的我來說就跟死刑沒兩樣，那將是我最不想要的生活方式。我不是在評判別人，就只是針對自己而已。

我認為最理想的老去，就是成為一名慈祥的「老阿嬤」，我指的是能夠為世界、為人民、為兒童和為地球服務。這是一種我愛人人、人人愛我的生活模式，一種不斷分享愛與關懷的服務生活。人們通常會說這是一種回饋，但我認為這是一種連結：我的靈魂和這些珍貴的時間、珍貴的生命、珍貴的地球及珍貴的人有越來越多的連結。我想完成我來到這個世界的原因和目的，不僅僅是因為我老了，也不是因為我的頭髮逐漸變白了。我真心想過一種對每個人、每件事都有好處的生活，一種能照顧我的身體，關心我的情緒、關心我的想法，並盡量和更多的人分享這些方法的生活。

覺醒的喜悅：做個睿智、開明的長者

在我們能夠為自己而活時，如果能意識到自然和生命的法則，就可以品嘗到深刻的喜悅。特別是步入老年時，當我們開始一點一點理解自然和生命的本質（這曾經是一個未解之謎）時，醒悟會在我們之內發生，就像拼圖慢慢湊齊一樣。覺悟來自生活中的每個瞬間：看到天空中的月亮和星星、季節的循環、花季與落葉、路邊盛開的野花、孩童燦爛無邪的笑容、朋友臉上蔓延開來的皺紋。這些都是開悟的喜悅。當步入晚年的我們能夠品嘗到這些喜悅時，就會成為開明的長者。

孔子說：「吾十有五而志於學，三十而立，四十而不惑，五十而知天命，六十而耳順，七十而從心所欲，不逾矩。」

就像尖銳的石頭一次又一次被磨成光滑的礫石，前半生曲折的人生經歷，能讓你對人、對生命及對世界有一個全面和包容的認識。這就是為什麼我會認為人有晚年時期是一件幸事。對靈性覺醒來說，步入晚年是最好的時間點。這是一個回顧生命時，我們能夠彌補缺點的機會，並以所獲得的智慧來找到生命最後的結局。我為那些未能活到六十歲就凋零的生命感到悲傷，從某種角度來看，他們離開這個世界時尚未經歷到靈性生命的黃金時期，那是心靈層面最富足的一個時期。

人到晚年，有能力看穿萬物的原理。或許這就是時間帶來的智慧，讓我們能夠從長期經驗中自然而然地知曉，而不用透過事實或訊息。那些有能力觀照生命本質的人，都是開悟的長者。就像過去曾經帶領村民的睿智老人一樣，今天開明的老人們也可以透過從生活和自然中獲得的洞察力與智慧，成為下一代的精神嚮導。當我們的下一代掙扎在為何而活及應該怎麼活的時候，祖父母輩友好、細心的忠告將在他們心中響起。

創作的喜悅，不必是大師也能體驗得到

曾經歷過至少一次創作的人，都會知道創作的喜悅有多麼強烈。例如，作家在表達內心湧出的訊息時，會感到非常欣喜。當他們寫出真正想要表達的感受時，會因創作的喜悅而顫抖。在那一刻，感覺就像大腦分泌了大量的快樂賀爾蒙。腦力在創作的瞬間復甦了，內心充盈著自豪感和滿足的能量，因為我們認為：「我表達出來了！」

當我們認可自己是有價值的、珍貴的，就會感到真正的滿足和快樂。不管是音樂、繪畫、舞蹈或文學，追求藝術的人都體驗過這種創作的喜悅。這也是為什麼很多人會在晚年表現出對創作的熱愛，譬如寫作、演奏樂器、繪畫或攝影。他們可以盡情體會創作的樂趣，以及表達靈感的喜悅。

我們不僅能在藝術中嘗到創作的樂趣，日常生活的每一刻也全是創作的機會。開發生活中需要用到的東西、改善讓我們感覺不舒服的物件、嘗試從未試過的事情、採用新的方法——這些都是創作的行為。

在我看來，有兩個永恆不變的創作法則。首先，除非你採取行動，否則就沒有創作；沒有行動就沒有創作。想要創作的想法只是個開始，無論你有什麼好點子或有什麼好選擇，除非你採取行動，否則創作不會發生。雖然你眼前就有個鈴鐺，但除非你敲響它，否則不會聽到它美妙的聲音。

我想分享自己的一段經歷。在我年輕時，就非常努力地想了解生命的意義和目的。三十歲時，透過連續二十一天極端的身心訓練後，我意識到自己的能量就是宇宙的能量，而我的心也是宇宙的心。意識到我的物質身體和宇宙偉大的生命能量是一體的，而宇宙是所有創作的源泉，這個認知帶給我巨大的希望、喜悅及安心。

在那之後，我開始積極地找方法來分享我的這種領悟。我採取的第一個行動是一早起床後去附近的公園，主動向每個遇到的人分享我的保健做法。走在路上時，凡是遇見看起來身體不適或情緒不佳的人，只有在與他們談過並給他們有用的建議後，我才會感到安心。我的妻子看到我做到這種程度，還說她覺得很尷尬，不想讓人看到和我走在一起。

我從來都不是一個積極主動的人，但現在看到我的人都不相信原來的我是個內向、被動和非常害羞的人。正是知而行之，讓我克服了過去的自己。以往在採取任何行動前，我都會猶豫不決，但當我真正做了一些事情後，漸漸意識到這沒什麼大不了的；而且經歷過這些，我就越有信心。

從很多方面來看，一九八〇年初，當我第一次教授現在被稱為「體腦瑜伽」的課程時，面對的環境並不好。一開始，我連一個像樣的地方都沒有，只能在街道上和公園裡教課，即便如此，我也沒有乾坐著等待有人給我一個好環境。對於時間或地點，我並不挑剔。只要看到有人不快樂、不舒服，我就覺得無論如何都要幫助他們。我以這樣的謙卑態度起家，一步步造就了現今遍及於韓國、美國和世界各地的事業，並將之發展為一門學科——腦教育（Brain Education）。

我在公園免費教授了五年的身心保健方法，因為我相信自己的開悟是真實的。我之所以能這樣做，是因為堅信我所獲得的體悟對每個人都是可行的。我不斷激勵自己要付諸行動，並告訴自己，如果開悟不能與他人分享，就不是真正的開悟。沒有行動就沒有創作，我確信自己體驗到的創作力量也存在於每個人身上。

我相信的第二個創作法則是，創作必須從你的心開始。你必須能夠將自己的能量、情緒轉移到在一個光明的、積極的方向，這是創作之始。你必須在你的內在發展出一種能夠促使創作發生的光明能量狀態，舉例來說，如果你察覺到自己因為擔心苦惱一些事情而被沉重的能量壓得喘不過氣，這時就要覺醒過來並關注。動起來做一分鐘鍛鍊，並告訴你的身體和舊習慣：「我才是主人，我要創造自己的生活。」當你這樣做時，身體和心智的能量就會產生變化，你的腦力會回復，創造力也會開始在生活中迸發出來。

當你在這種狀態下去環顧四周時，就會發現自己被創作潛能包圍著。你可以為日常生活增加活力，例如每天對家人微笑、與鄰居熱情打招呼，或是與朋友共度有意義的時光。如果想感受更大的創作喜悅，就去嘗試一些新東西，做一些以前沒做過的事，例如開始一個你真正想嘗試的愛好，或是開始為社區組織做志願服務。

與其茫然地看著時間流逝，不如捲起袖子積極參與志願活動。當你意識到，步入晚年的你還能夠幫助他人、還可以貢獻社會時，就會對自己充滿了自豪感！當你覺得自己正在幫助別人時，內心會感到特別滿足，因為在那一刻你確認了自己存在的價值。這樣的你擺脫了單調乏味的日常生活，將它變成一連串充滿創作喜悅、快樂又有價值的日子。

你擔心自己不快樂嗎？那就去發現新的快樂泉源。弘益的喜悅、覺醒的喜悅及創作的喜悅，這些都是新的快樂泉源，可以為你的靈魂解渴。有了你的奉獻，所有的快樂泉源將成長為一條強大的水流，引領著你前往圓滿的海洋。

7

學會放下執念，重新找回內心的平靜

你的執著、依戀，迫使你的心智充滿了煩惱。想要改變，你必須能夠坦誠、準確地看到你在執著什麼，然後才能「對症下藥」地展開靈魂淨化的大工程。

到了晚年，我們比以往任何時候更能感受到內心的平靜。一旦經歷過生活中的風風雨雨和情感風暴，大多數事情都不會再讓我們震驚或擊垮我們。

儘管如此，許多老年人（特別是六、七十歲的人，他們相對來說還算年輕）仍不能擺脫因為自私和貪婪所造成的精神困擾。在嚴重的情況下，他們實際上比年輕人更狹隘、更自以為是，性情也更暴躁。看到這樣的老人，年輕人會不禁皺起眉頭想道：「我老了可不能變成這樣！」有多少人會願意變成一個自私、貪婪的老頭子？隨著年紀增長，每個人都想變得更和藹可親、更善良平和。那麼，你能做些什麼，讓現在的自己變成這樣的人呢？

首先，你需要有自省的能力，能客觀地觀察自己。你需要打開心靈之眼來觀看自己的內心世界，並檢查你的心境是否平和。

- **我現在心境平和嗎？**
- **我的心智仍然煩躁不安嗎？**
- **如果我的心境不平和，原因為何？**

心境不平和，意味著你的靈魂不自由，而靈魂不自由的根本原因是執著。比如說，當你手中握著東西時，就不能自由地使用雙手；同樣的道理，你的內心如果緊抓著某些東西不放，你的靈魂也無法自由。

幫靈魂卸貨，除去沉重的負擔

如果你的內心無法平靜下來，顯然是有原因的——是你的執著、依戀，迫使你的心智充滿了煩惱。想要改變，你必須能夠坦誠、準確地看到你在執著什麼。把我們的靈魂比作容器，放進容器的東西就是我們所執著之物。就是因為這些執著，靈魂才會感到沉重和困擾。

人們通常會執著的事物分為以下三大類。

第一類是**對財富和物質的依戀**。老年時能夠擁有大量財富和物質固然很好，但其實，只要生活無虞，足以應付生活所需就可以了。你不再需要像年輕時那樣，需要為父母或子女提供經濟支持，而且通常當你簡化生活方式時，需要的生活成本也會降低。沒錯，因為年紀大了，醫療支出可能會增加，但如果能耐心地長期管理好健康和身體狀況，就能減輕這種情況。有些老人因為某些原因可能需要繼續賺錢，但這樣反而能夠幫助他們活得更年輕、更有活力。

會出現問題，是因為對物質的過分依賴。貪得無厭的賺錢欲望，以及想要過奢華的生活，都是破壞晚年平和心境的毒藥；就如前面所說的，老年生活只要過得平淡、舒適就應該足夠了。與其認為自己應該靠投資來賺大錢，倒不如減少開支、過著儉僕的生活來得舒心。此外，懂得分享是一種至高無上的美德，無私地與身邊的人分享你擁有的東西，用你豐富的物質來體驗弘益的快樂、覺醒的清明，以及創造一些非物質的快樂。

第二類是**對權力或名望的執著**。人們總希望功成名就，自己的名字能夠廣為世人所知，正如俗諺所說的：「虎死留皮，人死留名。」我們有被認可的心理需求，希望更多人認同我們的存在價值。這就是為什麼年輕時，我們會不斷地追求成功。但是日復一日，這種對權力和名望的強烈執著，將會導致各種不好的行為。

晚年時，這種執著可能會透過吹噓自己年輕時的所作所為來表現：「回想起那個時候，我曾經……」當然，身處人生的黃金時期，偶爾回憶當年的風光，沒有什麼問題。問題在於頻率，當你不斷地提到「過去美好的時光」，只能表示現在的你有多不快樂，彷彿身為一個年長者的你還不夠好。不斷地回想或談論過去，念念不忘過去的美好時光，會讓你無法專注於此時此刻的生活，也無法做現在應該做的事。

即便步入晚年，有些人仍然放不下權力和名望。有些真心想讓這個世界變得更美好的人，很自然地也想要透過他們的作為來建立知名度，因為有了良好的聲譽就可以產生更大的影響力。然而，如果把追求權力和名望擺第一，那麼就會像尾巴搖狗（不是狗搖尾巴）一樣本末倒置，導致不和諧，最終恥辱還會像回馬槍一樣打得你措手不及。想想看，有多少政治領袖和商界人士因為名譽掃地而一蹶不振？一旦對權力、聲望的欲望超越為他人服務的渴望時，就會發生這種事。

為了解決對權力和名望的痴迷，你必須知道如何準確地觀察你對受到他人認可的心理需求。學會認可自己，而不是依賴他人給你認可。來自靈魂的認可，比其他的認可都要偉大。除了內心的自豪感，最大的讚美是你內在的聲音對你說：「是的，你做得很好！」你的靈魂認可你、滿意你，就像天堂認可你一樣。那光明燦爛的真實本性——你的靈魂，就是天堂。

第三類執著是**對他人的依戀**。某種程度來說，這是最難處理的執著。物質和權力不是活物，所以你可以因為一念之轉而放下這些執著。然而，與無生命的身外之物不同，在人際關係中遇到的人是有思想和情感的生物。我們的情感就像橄欖球，你永遠不知道它可能會在哪裡反彈。你平日或許非常能控制自己的情緒，但一旦受到他人的情緒攻擊時，你的鎮定可能一瞬間就崩潰。發生這種情況時，我們會彼此傷害，並開始討厭或甚至怨恨對方。

對某個人的執著會表現為兩種形式：愛與恨。就像硬幣的兩面，這兩種形式的情感會在人際關係中來回翻轉。事實上，它們只有一個根源：執著。

有些人可能會認為，愛是一種美好的情感，所以愛一個人不能稱之為執著。但是愛的情感如果干擾了靈魂的自由，那就是執著。活過大半輩子，我們會發現人與人的關係最後都會以分離告終，無論他們曾經多麼相愛，即使是一起生活一輩子的人，當其中一人先離世時，也必須經歷不可避免的死亡分離。當你愛的人離開你，或你離開所愛的人時，你會有多痛苦？

那麼，我們如何能愛得沒有執著？要做到這一點，我們需要保持靈魂的自由。當你超越浪漫愛情的情感，將之昇華為一種更高層次的情感時，你的靈魂就得以自由；這種更高層次的情感，就是平和。當你以靈魂自由與平和為中心時，你就可以冷靜地接受痛苦的離別。然後，你就有能力對別人懷抱著更高層次的愛，不再一心一意地抱著執著及依戀不放，而是以彼此靈魂的成長、自由及平和為重。然而，這並不容易做到。因為愛是兩個人之間的情感交流，如果只有一個人有這種覺知是不夠的。雙方必須成為彼此的靈魂夥伴，為靈魂成長貢獻一己之力。

人們通常會以愛為名去占有、掌控並限制他人，這樣做可能會為他們自己和對方帶來不幸。愛會產生依戀，當這種依戀和貪婪得不到滿足時，愛會突然變成恨。如果你放不下執著及怨恨，你的人生將永遠沒有快樂可言。

怨恨不僅會發生在親密關係之中，也會發生在一般的人際關係中。我們都憎恨對我們造成傷害的人，無論是經濟上的、身體上的，或是精神上的。如果我們不能原諒他人，就會一直帶著受害者的意識生活，將自己視為受害者，而別人則是加害者。如果你這一生都無法化解心中的怨恨，將會導致你和別人極大的痛苦。反過來，如果是你傷害別人、造成他人的痛苦，你也會因為內疚而受苦。負罪感是最黑暗、最具自我毀滅性的一種意識，它會阻礙靈魂的成長。

當我們在晚年回顧這一生時，執著、貪婪、受害者意識和內疚等多種情緒可能會浮現在我們的腦海裡。我們終於意識到，就是這些形式的意識讓我們的生活變得艱困、複雜，但有時可能悔之已晚。如果我們一直遲遲沒有意識到可以採取不同的做法，可能會帶著這種遺憾直到生命走到盡頭。

我們必須為自己做出選擇：是要繼續帶著這些遺憾的情緒度過一生，或是釋放它們而重獲自由？這關係到我們是要繼續忽視問題，或有心解決問題。想擁有真正無悔的一生，想要靈魂真正的自由及平和，那麼請選擇後者並積極地去探索解決之道。

擺脫受害者意識的最有效方法

要如何解決這一類負面、消極的意識形式呢？答案是：從淨化自己的內心做起，讓自己能從這些意識形式中脫身。

舉個例子，我們來看看所謂的「受害者意識」（victim consciousness），這是最強大的情緒之一。通常，人們至少會有一兩個受害者意識的來源。他們認為自己受到了某個人的傷害，對方通常是很親密的人，比如家人、愛人、朋友或同事，正因為關係親近，所以造成的心理傷害往往也最大。

要消除你的受害者意識，首先要擺脫「我是受害者」的想法。只要你還沉浸在這種想法中，就無法清除潛意識中的各種負面情緒和訊息。當你將自己視為受害者時，你的潛意識會出現一個加害者。你越是想到加害者對你的傷害，怨恨就會越滾越大。你可能對自己說：「我永遠不會原諒這個加害者，我詛咒他。」或「我要讓他付出代價，因為他冤枉了我。」

一旦你開始在潛意識裡創造出一個加害者，加害者的數量只會越來越多。當你因為一次傷害而不再相信他人時，你就會懷疑其他人也可能傷害你，而開始對別人提高警覺。受害者意識會不斷創造加害者，並不斷增加負能量。負能量會消耗正能量，最終削弱身體的自癒能力。當負能量不斷膨脹時，靈魂的喜悅、快樂、自由及平和就不可能有存在空間，只會剩下痛苦。這是一種讓自己沉浸在不快樂狀態的可怕方式。

擺脫受害者意識的方法，就是迅速將自己的覺知從受害者轉變為加害者。試著改變你的想法，意識到你並不是唯一受到傷害的人，事實上，你可能也傷害了對方。例如夫妻吵架時，通常不是一方的錯。如果仔細觀察，你會發現雙方都有大大小小的問題。當你只從自己的角度來看問題時，很容易認為只有你受到了傷害。但是，如果你能改變想法，覺得自己也是個加害者，也可能傷害了對方，就可以先開口跟對方說：「對不起，請原諒我。」

不過有些時候，你確實是受到了單方面的傷害。在這種情況下，你應該怎麼做？即便如此，也要把你的受害者心態轉變成加害者。加害者在這裡的意思，並不是指對他人造成傷害，而是對自己負責的一種態度。換句話說，就是告訴自己：「我一直是自己的加害者，因為是我讓自己活成了這個樣子。」

為什麼你要這樣做呢？如果你是加害者，那麼改變自己就足以扭轉你目前的處境。相反的，一味認定自己是個受害者，除非加害者幡然悔悟，否則你能改變的程度將會很有限。如果不作為，對傷害你的加害者所產生的怨恨和仇視，將會一直存在你的意識心和潛意識心之中。

你要理解是你自己（而不是別人）造就了現在的你，並創造了你現在的處境。你要擺脫掉這樣的想法：「都是因為你，我才會變成這樣。全是你的錯。」你應該這樣想：「是我的選擇造就了這一切，我不怨恨任何人。這完全是我的責任。」無條件地這樣做，不要找任何藉口，即使知道內情的人都為你抱屈，認為是你單方面受到傷害。一旦有了這樣的意識，你就可以重新開始。心念一轉，你對自己生命的負責感就會開始復甦。你會切換到一個積極的模式，告訴自己：「我是我生命的主人，我不會再怨恨他人，讓自己沉湎於受害者的意識中。相反的，我要拓展自己的人生。」當你認真做自己的主人時，你的所有怨恨會變成寬恕、包容及感恩。

想重拾平靜，你必須從執著中解脫出來。老年是一個最佳的機會，讓你有能力去審視一直無法清理的情感，並逐漸放下你的所有執著。就像熱氣球升空必須一個接著一個拿掉沉重的沙包一樣，當我們一個接著一個地放下執著，我們的靈魂同樣能變得更輕鬆、更自由。

這樣冥想，能讓你的靈魂更自由

以下介紹一種冥想方法來幫助你放下執著，成就一個自由的靈魂。

一隻手放在胸前，掌心朝上。手掌虛握成杯狀，就好像要盛接落下來的水一樣。閉上眼睛，想像這隻手是你的靈魂之杯。你的靈魂之杯原本什麼都沒有，你靈魂的重量為零。但是，在你過往的生活中，你陸續在這個杯子裡放進了許多不同的東西，那些東西最終都成了你的執念，逐漸壓沉了你的靈魂。

現在，你的靈魂之杯中盛放著什麼？有哪些執念？是你對財富和物質的執著嗎？是你對權力和名望的執著嗎？是你對所愛之人的依戀嗎？是你對傷害你的人一直心懷怨恨嗎？

還有什麼讓你的靈魂不得自由，迫使它變得如此沉重？是各種不同的負面情緒和意識形態嗎？例如貪婪、自私、受害者意識、自卑感、傲慢、挫折、沮喪或內疚？

你想擁有一個自由的靈魂嗎？如果答案為是，那就把所有這些東西都放下，因為它們不是你真正的本質。只有一件東西是你的本質——你的靈魂，而其他一切就像石頭一樣緊緊攀附著你的靈魂不放。為了讓靈魂自由，你必須拋掉那些石頭，而這需要勇氣。只有你能夠做出這個選擇，沒有人可以強迫你選擇，也沒有人能替你選擇。

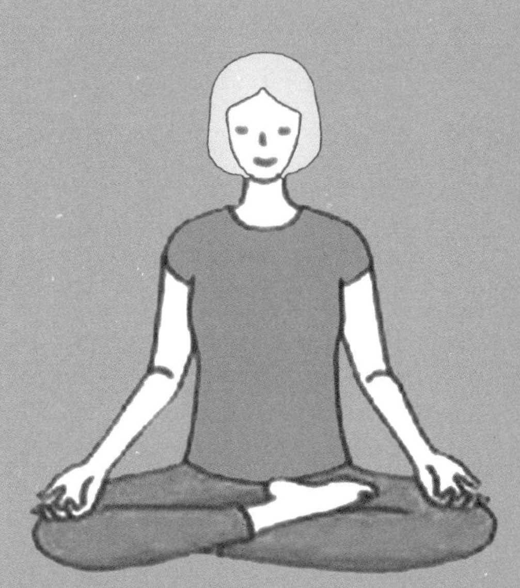

靈魂之杯冥想法

1. 將一隻手放在胸前，掌心朝上，虛握成杯狀。
2. 閉上眼睛，想像你的手是自由、純潔的靈魂之杯。
3. 觀想放在杯子裡的許多執念正在壓垮你的靈魂。
4. 把手掌翻過來，掌心朝下，倒光靈魂之杯中的所有執念。
5. 雙手往兩側展開如翅膀一樣拍動，讓你的靈魂自由飛翔。記得面帶微笑。
6. 雙手放在膝蓋上，採冥想打坐的姿勢，感受你的心。你能感覺到自由與平靜嗎？
7. 雙手放在胸口，一隻手疊在另一隻手上，真心祈願靈魂的成長和圓滿。感受你的周遭大放光明、一片平和，並心存感恩。

現在，默數到三，然後慢慢把手翻轉過來，變成掌心朝下，就像把靈魂之杯裡面的東西全部倒出來。

徹底放下會造成靈魂困擾及負擔的所有一切，全然地感受成為自由靈魂的強烈渴望。感受你內心對自由的熱切渴望，想要像鳥兒一樣在天空中自由飛翔。

現在把雙手往身體兩側展開，像翅膀一樣上下拍動。你已經完全自由，正在慢慢飛向開闊的天空。

你的能量逐漸變得更輕盈更明亮，你成為一個自由的靈魂！感受呼吸時，胸腔往外擴張，並充分享受靈魂的自由，記得要面帶微笑。

慢慢停下動作，雙手放在膝蓋上，採冥想打坐的姿勢。你現在心裡有什麼感覺？是否感到自由與平和？

心境平和的人有福了。當我們放下執著時，會感到內心一片平和、清明。愚蠢會生出執念，而當我們不了解生命的目的時，愚蠢就會滋長。當我們不知道為什麼而活、為何來到這個世界，以及應該為什麼而活時，我們就會對金錢、名望和他人產生執念。

我們降生到地球，是為了圓滿我們的靈魂。我們可以拋棄所有一切，卻永遠都不能丟棄自己的靈魂。俗話說「一死百了」，但唯有靈魂是我們必須帶走的。你的靈魂就是你的本質，也是真正的你。為了成就及完善你的靈魂，你不斷在開悟的訓練營中哭泣、歡笑、上演著愛與恨的戲碼，這是你的生命課程、你必修的人生功課，也是你的人生。

我們來到這個世界是為了訓練，為了修行。你所經歷的一切，無論好壞、苦澀或甜美，都是有意義的，你也從中得到了學習的機會。一旦你能意識到這一點，你的內心會開始充盈著感恩與平和。而當你的心境平和時，靈魂的種子也會開始抽芽成長。

現在，將雙手放在胸前，一隻手疊放在另一隻手上，全心嚮往靈魂的成長和圓滿。你的周遭將大放光明，偉大的智慧之光會教導你往哪裡去。把一切都託付給那道光，每次一面臨黑暗，你的靈魂深處會變得更加明亮，思維會變得更加清晰，原本沉重、悶堵的胸口也會變得輕鬆起來。

這所有變化，你都能感覺得到。「所有不適，都是因為我的執著而起！就是這些執念堵塞了我的心，困擾著我！」如果你已經看到了永恆之光，找到了靈魂的道路，要記得感恩照亮你的智慧之光。請記住，智慧之光始終都在照耀著你，讓你的內心得以保持平和。

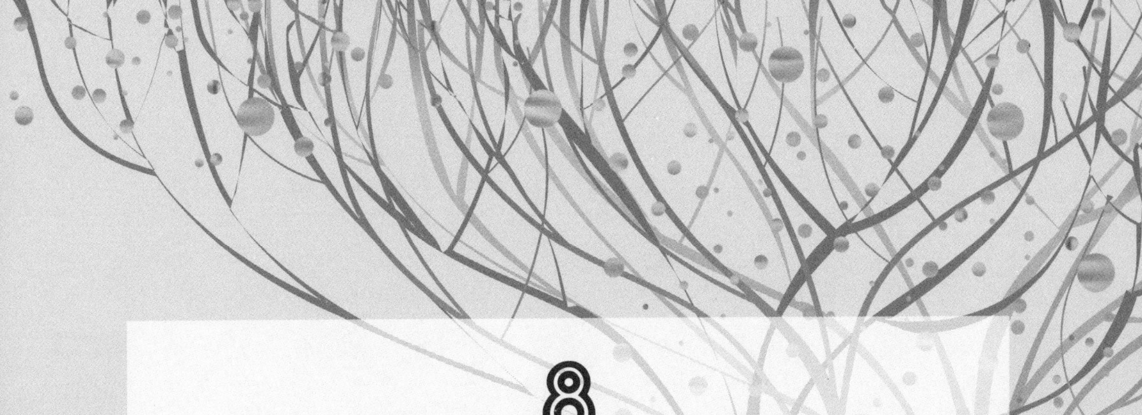

8

不要怕在孤獨中老去，讓孤獨幫你催化靈性覺醒

一旦意識到自己正站在生與死之間，那種老年垂暮的孤寂感會完全困住我們。只有從靈性下手去超越孤獨，才能讓孤獨時時閃耀著光芒，不再躲在黑暗裡伺機而動。

除了經濟問題和生病，老年人遇到的最大困難之一就是孤獨。曾經為撫養子女而奔波忙碌的夫妻，當孩子長大離家去組建各自的家庭時，就會出現充滿失落感的空巢期。當老年人因為配偶離世或離婚而與另一半分別時，餘生似乎不可避免地會感到孤獨。根據二〇一〇年的美國人口普查，六十五歲以上的人口中有二八%（近千萬人）獨居。

老年人獨居不只會產生孤獨感，而且已經證明對身體和心理健康都有負面影響，慢性病、高血壓、憂鬱症、認知能力下降及癡呆等病症的罹患風險都會增加。相反的，上了年紀的人如果能與家人和朋友保持聯繫並建立有意義的人際關係，不僅有益於身心健康，預期壽命也更長；與身邊的人能夠在精神、心靈上互相交流，也可以降低壓力的不良影響。心理學家蘇珊．平克（Susan Pinker）表示，透過簡訊或電子郵件來保持聯繫是不夠的。「面對面接觸會釋出一連串的神經傳導物質，就像疫苗一樣，在現在和將來都能保護你。」

人類是群居的社會性動物，如果想增加幸福感、真實體驗生活，就必須和其他人生活在一起。但是，我想在這一章談論的孤獨，與我們因缺乏有意義的關係所經歷到的孤獨感有些不同。我要談的，是進入老年生活後最根本性的孤獨。即使我們所愛的人就在身邊，還是會產生孤獨感。老年孤寂的深刻程度，與年輕時可能有過的那種短暫的寂寞感完全不同。當我們看到朋友一個接一個地前往另一個世界時，我們可能會突然意識到自己正站在生與死之間。曾經看似遙遠的死亡，逐漸成為我們必須面對的現實。意識到自己即將走上死亡之路，而且還是一條沒有人能陪伴的獨行之路，這種孤獨感就會一點一點地越來越深刻。處在這不可避免的、最根本的孤獨感中，找不到任何方法來緩解，我們應該如何應對呢？

既然孤獨不可避免，那就學會享受孤獨

我想對你說：不要害怕寂寞；接受它，並享受孤獨。

每個人都孤獨地來到這個世界，也孤獨地離開。所以人原本就是孤獨的存在，年輕或年老、富有或貧窮、著名或沒沒無聞、總裁或街道清潔工，每個人都經歷過存在的孤獨感突然觸動心弦的時刻。

為了減輕孤獨感，有些人會尋求他人的陪伴，有些人會沉迷於酒精、毒品、性或各種形式的娛樂。至於無法忍受孤獨的人，可能會活得沮喪、壓抑，或絕望地放棄希望。然而，有些人則能直接面對孤獨的本質，並透過對人類生命本質的深刻反思去體驗意識的覺醒。這些人選擇生活在靈性成長的新層次之中，並從這種體驗中獲得內在的喜悅。

然而，我不相信這種生活僅局限於追求靈性的特殊人群，因為我們所有人生來就具有靈性。重要的是，我們如何從存在的本質上去昇華孤獨。

生命是一段漫長的旅程，需要超越孤獨，尋找不變的自由和真理。這是人類對開悟的渴望，通過開悟，孤獨不再是黑暗和壓抑，而是變成了燦爛的孤獨。沒有開悟的孤獨，則是黑暗且難捱的。燦爛的孤獨，會時時閃耀著光芒，照亮著我們周遭的人。夜空中的月亮是孤獨的，但它的光在黑暗中閃耀著。同樣的，那些勇於面對孤獨並洞察生命真諦的人，也會發出燦爛的光芒。

我認為，老年是獲得這種洞察力的最佳時機。我們用物質的眼睛看著這個世界和現實中的人，但我們之中的每個人都可以成為一個開悟的長者，用心靈之眼去應對大自然和宇宙。即便是步入中晚年，也不要害怕孤獨，而是要繼續學習如何與孤獨為友，如何享受獨處。就像孔子所說的「五十而知天命」，當我們老了時，也應該舉目向天，做個開悟的長者，擁抱人和這個世界，走向圓滿。

孤獨的顏色是燦爛的，味道是芬馥的

我在三十歲時就定下自己的目標，並開始在一個小公園裡與人們分享。當你的心中有了目標、願景或理想時，有時就注定要逆流而上，而不是隨波逐流。在走一條他人從未走過的路，總不免會有逆境、障礙和誤解。有時候我會感到孤獨，有時候我會害怕，有時候我也會感到悲傷。很多時候，我覺得自己就像孤身一人站在一片貧瘠的土地上一樣無助，在這種時候，我會仰望夜空，對著天空中閃爍的星星敞開心扉。黑暗的夜空中有無數的星星，每一顆都像我一樣顯得如此孤獨。然而，即便在那樣漫無邊際的孤寂中，星星依舊閃耀著。

這就是燦爛又美妙的孤獨，一個完全回歸到生存源頭的時刻。獨處是一個開悟和創造的時刻，我在孤獨中遇見了真正的自己，而唯一能夠照亮我的星星是我的信念和願景。我無法放棄心中的願景，因為如果我放棄了，我的周圍就只有永恆的黑暗。所以我有了以下的承諾：

既然我已經找到了夢想，也走在自己的道路上，那麼得不到別人理解的悲傷就算不了什麼了。但對我來說，放棄夢想就是死亡。即使世上沒有人能理解我，我也要走這條路。即便世上每個人都放棄了，我依然忠於這個夢想。

在孤獨中，我的信念越來越堅定。

追求圓滿的靈魂，就能感受到這種燦爛的獨處。你享受這種孤獨，因為你與孤獨同在，這不是你可以與他人分享的孤獨。當你獨自一人，並與所有一切融為一體時，充實感就會到來。當你看著滿天星斗，當你走在林中的一條安靜小路上，當你看著夕陽西下，當你獨自冥想和練習時——當你獨自一人卻又與所有一切連結在一起時，所有這些時刻都會讓你品嘗到燦爛的孤獨。因為你意識到，內在的根本孤獨永遠不能也不會被其他任何人或任何身外之物所填補，只有宇宙偉大的生命力才能填滿這種孤獨的空虛感。

對於那些有堅定信念和願景的人而言，孤獨就像是身體的脊柱。請試著完全伸直下背部，你的脊柱支撐著上方的天堂，並連接著下面的塵世。只有當你的脊柱不偏不倚時，整個身體才會感到舒適。如果你的脊柱向左肩、右臀、向前或向後傾斜，身體就會感到不舒服。當你的脊柱正確對齊時，包括內臟的每個身體部位都會更舒服。想要在燦爛的孤獨中圓滿靈魂的人，心裡必須時時刻刻想著他們挺直的脊柱。他們必須抬頭向天、雙腳踏緊地面，必須在生活中擁抱著燦爛的孤獨，並與他人分享純潔的愛——那是靈魂的能量。

不要害怕孤獨，偉大的智慧和愛都是在孤獨和獨處時來到我們身邊。人的道路基本上就是孤獨的，當這種孤獨達到極致並被超越時，它就變成了巨大的喜樂及平靜，這時的你會充滿了慈悲。一旦超越人性，就能感受到巨大的悲憫心。人性很容易產生依戀和執著，當你傾斜靠向一邊，依賴或沉溺在某個事物上時，就感覺不到一體性。相反的，只有在完全的孤獨和獨處時，你才會感覺到自己是完整的。當孤獨感深入你的心時，無邊的黑暗中會出現一道光。然後，巨大的孤獨感就會轉化為燦爛的光芒。

如果你帶著燦爛的孤獨向前走，就會成為我所謂的「自帶香氣」的人，這樣的人非常迷人、有強大的吸引力，就像一朵美麗的花必定會得到欣賞。接著，你會發展出堅定不移、不偏不倚的性格，既不再對他人生出執念，也不會推開他人。你的內心重新獲得了和諧，由此產生一種對大眾的愛與和平。這時，你將能察覺到人類所能感受到的最偉大的意識世界，當你帶著這種覺知去看待世界時，你的智慧和力量會為世界帶來和諧。

鍛鍊心智肌肉，延長大腦保質期

肌肉不使用會變弱，這種「用進廢退」的現象也出現在大腦中。記憶力、注意力和反應力會隨著年齡增長而下降，幸運的是，只要刻意訓練大腦的認知功能，就能出現令人驚喜的重塑作用。

上了年紀的老人家聚在一起時，總愛開玩笑談起那些讓他們覺得自己真的老了的時候。其中有人說自己從客廳走進臥室，卻忘了去臥室是為了什麼；有人說他翻遍整個房間找眼鏡，最後才發現眼鏡正戴在臉上；還有人尷尬地記不起來經常見面的那個人叫什麼名字，或者把車子停在車庫裡卻忘了關掉引擎。像這樣的故事常常讓人擔心：「我這麼健忘，以後是否會得老人癡呆症？」

在變老的過程中，全身痠痛、記憶力衰退是不可避免的生理症狀嗎？大腦科學家告訴我們：不是。事實上，那些被我們視為衰老的自然現象，大部分是因為壞習慣和醫療保健造成的後果，而不只是年紀變大了。例如，癡呆症不是因為你是六十或七十歲才會發生，更可能是飲食和生活習慣不良、缺乏運動、腦損傷等多種因素累積數十年的結果。當然，家族病史可能會導致某些類型的癡呆症，但在大多數情況下，我們可以像保護身體一樣地保護我們的大腦健康。

有些人在二十多歲就有慢性病或身體虛弱，而有些人活到八十多歲還精力充沛。有些人即便上了年紀，卻仍然保有一顆年輕的心，透過他們好奇的眼睛來看世界，對身邊的一切感到興趣；但也有許多人在年輕時，心智就不再對新事物敞開大門。科學研究顯示，身體和大腦的健康不會隨著年紀變老而自然惡化。相反的，老化速度是因人而異的，取決於我們如何照顧自己。

就在幾十年前，腦科學家認為我們的大腦結構在二十歲以後就已發育底定，往後幾乎都不會有任何變化。普遍被接受的理論是，神經元（腦細胞）在出生後會不斷死亡，數量逐漸減少，而且沒有新的細胞生成。然而，現在我們已經知道，從我們出生直到死去，大腦一直在變化。當我們變老時，不僅還會繼續生成新的神經元，而且神經元之間也會建立新路徑，從而改善大腦的功能。

當然，隨著年齡越來越大，就像身體的其他器官一樣，某些衰老現象確實會在大腦中發生。肌肉不使用會變弱，這種「用進廢退」的現象也出現在大腦中：不常使用的大腦部分會變得運作不良。記憶力、注意力和反應力都會隨著年齡增長而下降，除非我們刻意訓練大腦的認知功能。如果我們能照顧並訓練大腦，大腦就能保持年輕和健康。我們的大腦具有不可思議的復原力，這對所有人都是一個巨大的希望，因為無論年紀多大，我們都可以學習和體驗新事物，改變我們的思想和習慣。我們往往認為人要改變很難，而且年紀越大越難改變。然而，人是可以改變的。事實上，不管有多老，大腦時時刻刻都在改變，這要歸功大腦驚人的可塑性。

二十多年前，我收集並整合了開發和利用大腦潛能的原則和方法，創建了一個我稱為「**大腦教育**」（Brain Education）的自我成長系統。當我第一次告訴人們「大腦教育」

的概念時，大眾對大腦的看法與現在大為不同。那時候，除了醫生和研究人員之外，很少有人在日常談話中談論大腦。因此，當我告訴人們應該照顧好大腦的健康，而不是把它完全交給專家時，有些人害怕了，就好像我誤碰到了一個不應該亂動的危險物品一樣。

現在，我們可以像管理身體健康一樣地管理大腦的健康，這已經是很普遍的觀念了。這種改變是幸運的，因為我們做什事都離不了大腦。除了通常被視為大腦功能的思維和記憶力之外，維持生命的基本生理功能，包括血壓、心率、體溫和賀爾蒙，也是全由大腦控制。管理大腦就是管理你的生活，當大腦功能改善後，生活中的所有一切也會隨之改善。

幸運的是，任何人都可以理解管理大腦所需要的技能。越早學習這些技能越好，然後終其一生改進和完善這些技能，老年時也不例外。步入中晚年後，大腦會變得很容易生鏽，更需要管理得當，所以你現在必須比生命中的任何時候都要更積極地管理大腦。

希望，是大腦的維生素H

我們晚年生活的基本需求和任何年齡都是相同的，所有能使人健康的東西，也能使大腦健康。所以，想讓你的大腦健康，就要養成有益於身心健康的良好生活習慣——充足的睡眠、經常運動、飲食均衡，以及參與適當的社交活動。

但是，對身心靈的必要營養而言，有一樣東西是最重要的：希望。沒有希望，就沒有生存的動力，越有希望，就越覺得有動力和熱情。希望是我們所能獲得的最有力補充品，而幸運的是，只要改變想法和心態，我們隨時都可以為自己帶來希望。無論你是八歲或八十歲，希望和夢想都是活化大腦的最佳方式。

由加拿大渥太華卡爾頓大學（Carleton University）的派崔克・希爾（Patrick Hill）主持的一項研究，在十四年期間追蹤了六千多名受試者。該研究發現，生活有目標的人，死亡風險比沒有生活目標的人低一五％，並進一步表明，無論你何時找到生活目標，尋找生活目標本身就可以幫助你活得更久，而越早找到人生方向，積極的影響就越早顯現出來。希爾表示，生活目標越高，死亡率就越低，而在追蹤期間，年輕人、中年人和老年人的受試者都獲得了同樣的好處。他補充說：「有很多理由相信，比起年輕人來說，生活有目標可能對保護老年人的作用更大。」二〇一四年，這項研究的結果在《心理科學》（*Psychological Science*）期刊上發表。

根據美國神經心理學家派翠西亞・博伊爾（Patricia Boyle）博士二〇一二年發表在《一般精神病學文獻》（*Archives of General Psychiatry*）的研究結果，生活有目標的人罹患老年癡呆症的可能性也較低。

這些研究結果讓我更有信心，而事實上，如果你細想一下，也會發現這個原則是如此顯而易見。有目標、有希望和有夢想的人，自然會對他們的生活更積極，也會更主動地照顧好自己——更經常運動、更注重飲食，以及更擅長管理壓力。這樣的生活態度所產生的結果會隨著時間累積，自然有助於長期的大腦健康和長壽。

我為此目標專門開發的「大腦教育」，也可以說它的宗旨就是帶給人們希望。在這個教育系統中，有五個關鍵步驟：腦敏感化（brain sensitizing）、腦多能化（brain versatilizing）、醒腦化（brain refreshing）、腦整合化（brain integrating）以及腦自主化（brain mastering），每個步驟都有數十種訓練方法。前三個步驟是放鬆身心的過程，用於釋放會產生負面影響的情緒、思維模式和信念，以及積極創造自己的命運。接下來的兩個步驟是去發現你是誰、你想要什麼，並在此基礎上重新規畫你的生活。五個步驟都非常簡單，全都在推動你恢復對自己和世界的希望。

雖然人類的需求會隨著生命的不同階段而改變，但我相信，無論年齡大小，對**希望**的需求總是占著主導地位。透過大腦教育，我們在幫助那些因為社會經濟條件不佳而對未來不抱希望的兒童有了特別好的效果，研究也證實了它的好處。

一個好例子是薩爾瓦多的大腦教育計畫，該計畫由國際大腦教育協會基金會（IBREA基金會）於二〇一一年啟動。IBREA基金會是我於二〇〇八年成立的一個聯合國非政府組織，在聯合國經濟及社會理事會擁有諮商地位。在IBREA基金會進行了僅僅三個月的每日大腦教育課程的最初試驗項目後，薩爾瓦多暴力最嚴重地區之一的一所學校裡，學生在考試焦慮、創傷症狀、自律及同伴關係方面，都呈現有統計意義的顯著改善。隨著該項目成功擴展到四所學校，然後擴展到全國，在學生和學校的整體文化上產生了更多的正面效果。孩子們恢復了笑容，並開始感到生活有希望。

葛羅莉亞・穆勒（Gloria Mueller）是喬奎恩・羅德斯諾（Joaquin Rodezno）學校的校長，該校是薩爾瓦多首都聖薩爾瓦多試行大腦教育計畫的學校之一。幾年前我和她見面時，她跟我分享的故事令人動容：

我們學校位於城市暴力最嚴重的地區之一，學生們沉迷於毒品，一個年級中有超過半數的學生都加入了幫派。學校老師對於吸毒成癮的學生既害怕又無可奈何，他們所能做的，就是盡量不要冒犯學生。

在將「大腦教育」納入學校的課程後，情況開始不一樣了。第一個變化是學習成績明顯提高，暴力和吸毒事件也明顯減少了。但令我印象最深刻的，是學生們在自律及同學關係上出現了正面的變化。

十七歲的荷西（化名）是一名海洛因成癮者，他被趕出家門，他來學校只是為了買毒品。在參加大腦教育的試驗計畫後，他成功克服了毒癮，現在正準備升到更高的年級。

老師們目睹了曾經對未來不抱任何期望的孩子們，如何開始談論起自己的目標和夢想。現在，我清楚地看到老師們在教學上更積極了。

在接連幾個成功案例之後，目前薩爾瓦多一〇%的公立學校都加入了IBREA基金會的「大腦教育」計畫，並獲得薩爾瓦多教育部的全力支持，期望能在每個學校都創造出持續性的成果。除了薩爾瓦多，「大腦教育」在美國、韓國、日本、非洲及歐洲的學校和社區也帶來了希望。參與大腦教育的年輕學生們，特別是那些生活相對貧困、環境艱難的學生，讓我了解到重拾希望可以帶來多麼強大的力量，證明選擇希望的重要性。當他們能夠愛自己及尊重自己時，就會開始對自己有信心、對未來充滿希望，而不是在絕望中坐困愁城。

我認為老年人的情況，與這些孩子沒有什麼不同。就像這些孩子一樣，許多老年人也覺得他們被遺忘或拋棄了，似乎對整個社會來說已經沒有什麼存在價值。加上現代人普遍長壽，許多人可能在這種狀態下活上好幾十年。這是現實社會正在發生的人類悲劇；就像許多孩子在看不到希望的情況下開始了他們的生命，也有很多老年人在看不到希望的情況下結束了他們的生命。看到大腦教育的參與者能夠在後半生重拾希望，並享受充滿活力的生活，真是一件令人高興的事。

畢竟，希望確實是力量的完美源泉。為什麼？如果你有希望，即便一無所有，也能創造新東西；如果你有希望，即便在絕望的情況下也能克服困難。選擇「希望」不需要任何條件，你不必年輕，不必有錢，也不必擁用特殊才能。希望，是你要自己去找的，如果你找不到，那麼就去把它創造出來。

當我們選擇希望時，大腦會分泌大量的正面賀爾蒙，讓我們的心充滿新的期望，並用喜悅和激情來溫暖它們。沒有希望的大腦，就像耗盡燃料的加油站。如果放棄希望，擔心和恐懼就會取而代之。沒有希望，無論吃多少美食、多麼努力運動，或做了多少填字遊戲，你的大腦只會變得衰弱。大腦靠夢想而活，只在夢想允許的範圍內盡可能地活躍。要讓老年生活充滿活力，讓大腦常保年輕、健康，其祕訣就是用希望和夢想來激勵你的大腦。

下面這首塞繆爾．厄爾曼（Samuel Ullman）的散文詩《青春》曾經因為受到麥克阿瑟將軍的喜愛而廣為流傳，可以借用來提醒你的大腦：

歲月不會使人變老，
使人變老的是捨棄了理想。
歲月或可弄皺了我們的肌膚，
但激情不再才會讓靈魂布滿滄桑。
憂慮、困惑、缺乏自信、恐懼及絕望，
在漫長的歲月裡，壓低了我們的頭，
將成長的精神化為塵土。

你可能會這樣想：「我現在退休了，人生中重要的工作都已經結束。所以我不再期待任何事，也不再抱任何希望。」當你這麼想的時候，你的大腦就會切換成低能量模式。即使你依舊一天吃三餐，你的能量同樣會下降。你的身體會像一塊濕透的棉花一樣虛軟無力，你還會發現自己提不起興致去結交新朋友或嘗試新活動，而以往讓我們感到愉悅和快樂的血清素及多巴胺也降低了分泌。

當你沒了希望，大腦會選擇維持現狀而不是新的挑戰。即便機會從天而降，你也會讓它溜走，並說到：「就我這個年紀？你一定是在開玩笑。」當你不再去想要創造一個比今天更好的明天時，大腦就會持續衰老，變得不堪使用，並開始向整個身體和周遭的世界散發出無助的能量。

「我現在退休了，所以只想要照顧好我的孫子孫女。」習慣說這種話的人會老得很快。他們的生活是如此單調，談話內容也很無聊，沒有什麼新鮮事。相反的，那些退休後仍懷有希望和夢想的人，都能找到自己想做的事情，活得精神奕奕。當你跟這些朋友說話時是愉快的，你們可以互相給對方正面的刺激和靈感。

如果你認為自己老了，你就會變老

你傳遞給大腦的訊息非常重要。如果你一直有夢想，積極規畫你的餘生，你的大腦將充滿希望和新的期待。它會幫助你保持身心健康，充分調動你的肌肉、骨骼、器官、神經系統和賀爾蒙。

許多研究顯示，積極或消極地看待老化這件事，會實際影響老年的生活品質和壽命。根據倫敦大學安德魯．史泰普托（Andrew Steptoe）教授主持的一項研究顯示，參與研究的受試者中，相較於認為自己比實際年齡老的人，那些認為自己比實際年齡年輕的人，其死亡風險降低了將近一半左右。

更令人驚訝的是，一些研究表明，當我們生出「我已經老了」的念頭時，大腦的能力就會下降。北卡羅來納州立大學的湯姆士・海斯（Thomas Hess）博士對六十至八十二歲的人進行記憶力測試，並比較對年齡和記憶力分別持正面、負面想法的人。結果顯示，抱持負面或消極態度的人得分較低。換句話說，想法消極的人：「我老了，所以記憶力變差了」或「我的記憶力不好，因為我老了，人們也因此看輕我」，確實會讓記憶力變得更糟糕。

二〇一六年，在一項針對愛爾蘭四一三五名老年人、為期兩年的研究報告指出，受試者中對老化抱持消極態度的人比心態積極的人走路速度更慢，認知能力也更差。有趣的是，即使考慮到藥物或其他影響情緒和健康的變數，也能看到完全相同的結果。該研究的首席研究員戴迪・羅伯森（Deidre Robertson）博士說：「不管是想法、說話或書寫，對變老的心態和看法都會直接影響我們的健康。每個人都會變老，但如果我們一生中都對老化抱持著消極態度，就會對我們的精神、身體和認知的健康產生可測量的有害影響。」

你可能聽過安慰劑效應和反安慰劑效應。安慰劑效應是指，如果使用者相信藥物有效，即使它是沒有作用的假藥也會產生實際的療效；相反的，如果使用者相信藥物無效，那麼即使是實際有效的藥物也會沒有療效，這就是反安慰劑效應。這兩者都說明了，我們的想法可以對身心產生強大的影響。

對老年人來說，傳遞給自己積極、正面、充滿希望的訊息，對於大腦的健康至關重要。當我們快樂時，以及當我們自尊自重時，大腦的活動最活躍、表現最突出。

訊息是我們用來餵養大腦的食物。就像我們需要關注飲食來維護身體健康一樣，我們也需要關注訊息來維護大腦的健康。吃錯了食物，你可能會消化不良、食物中毒、增加或減少體重、生病或甚至死亡。同樣的，有些訊息會帶給我們希望和夢想，而有些訊息則會讓我們灰心、沮喪、憤怒或悲傷。好的訊息可以養出好的大腦，就像健康的食物可以打造健康的身體一樣。

關於變老，你會提供什麼樣的訊息給你的大腦呢？你聽信了別人的哪些訊息？如果社會普遍接受的想法無助於你晚年過得健康、快樂和充實，就要勇敢拒絕。無論媒體拋出多少令人沮喪的資訊，你都可以自主決定對變老的態度。後半生是我們能夠完全按照自己的意願去生活的好時光，珍惜這段時間，讓它過得有意義。你要不斷地用那些能夠帶來期待、激情、夢想和希望的訊息，來激勵你的大腦。

處於「預設模式」的大腦不是好大腦

麻州波士頓東北大學的心理學教授麗莎・費德曼・巴瑞特（Lisa Feldman Barrett）最近為《紐約時報》寫了一篇精彩的專文，內容是關於針對超級老人（Superagers）的一項研究。所謂的超級老人是指生理年齡超過八十歲，但記憶力和注意力等大腦功能卻與二十五歲的年輕人不相上下的人。

究竟超級老人有哪些腦區比一般老人更活躍呢？研究結果與我們認定的常識不同：處理情感或情緒的腦區是最活躍的，而不是涉及認知或思考的腦區。那麼，我們能做些什麼來保持這些腦區可以像年輕時一樣活躍呢？巴瑞特教授的建議是：「繼續從事精神上或身體上的困難任務」。

當這些腦區高度活躍時，會讓我們產生疲倦和沮喪等負面情緒。這些是我們在努力解決困難的數學問題，或在運動時將自己逼到身體極限時會有的感受。當你必須高度集中注意力時，可能會產生不舒服的身心疲憊感，但你可以藉此發展你的「心智肌肉」（mental muscles），讓自己擁有一個更敏銳的記憶力和更強大的專注力。

每當看到這一類的文章，我都很高興，因為我透過親身經驗發展出來的信念似乎得到了科學研究的支持。對大腦的健康來說，舒適、輕鬆、無憂無慮的生活並不是最佳的選擇。為了大腦的健康，你需要增加它的工作量。重要的是，不要讓你的大腦處於預設模式，一再重複地做它習慣做的事情；而是要不斷地給大腦新任務和新刺激。

通常，一旦人老了，就不會想去刺激他們的大腦。從大腦角度來看，就好像它的老闆不想鼓勵它努力工作了。大腦運作的一個基本原則是，只有受到刺激時才會得到改善，而在缺乏刺激的情況下，大腦功能會衰退。希望和夢想是我們能給予大腦的最大刺激，當我們的生活有了目的、方向和規畫時，大腦就會變得非常活躍。

老年人不能再以年齡為藉口，聲稱就是因為大腦生鏽了，他們才無法學習新東西。但事實上，直到生命最後一刻，我們的大腦都能學習新事物。然而，不管大腦有多靈活或多善於學習，想要順利學習就必須重複練習。我們必須有不斷體驗和學習新事物的意願，也必須努力去克服學習過程中一再會面臨的複習和困難。我們有必要記住，在退休後的這幾十年給了我們充足的時間，讓我們能夠不斷重複和訓練來實現目標，即使那些是我們從來沒做過的事情。

腦波振動練習，激發大腦冥想的正能量

有意識地重複那些會對你的未來產生積極影響的想法，通常被稱為正面肯定（positive affirmation），而我把它定義為提供正面訊息和資訊給你的大腦。

為了正確地向大腦傳遞訊息，首先你必須清楚你想要什麼。如果你真的不知道答案，你就無法和你的大腦有效溝通。在回答本書第四章提出的問題時，多花點時間檢視一下什麼對你來說是重要且有意義的。一旦清楚自己真正想要的是什麼，請把它寫下來。以我為例，以下是我最近經常告訴大腦的訊息：

- **我充滿了生命力，可以活到一百二十歲。**
- **我充滿了無限的愛及創造的能量。**
- **我將會健康快樂地活到一百二十歲，並實現地球村的目標。**

寫下你想要傳達給大腦的訊息，要簡短扼要、積極正面，並且使用第一人稱「我」。這些訊息不是永遠不變的，你可以隨時調整；隨著你的成長，這些訊息會自然而然地改變。

然而，即使你提供大腦良好的訊息，但如果你的身體緊繃、思緒混亂，大腦也不能輕易就接受它們，這種情形就像你在吵雜的地方很難聽到別人說話一樣。為了讓大腦順利接受你給它的訊息，你必須放鬆、沉澱你的身心。以下的訓練可以幫你快速、輕鬆地做到這一點。

❶舒服地坐在椅子或地板上。

❷舉起雙手，用放鬆的指尖輕輕拍打整個頭部二至三分鐘，包括頭頂、額頭、頭部兩側、後腦勺，以及頭頸部的交界部位。

❸放鬆臉部肌肉和下巴，嘴巴微張。

❹敲擊頭部來刺激重要的能量點，以釋放停滯、阻塞的能量，使新鮮的能量循環。被阻塞的能量一旦釋放，你會發現自己會自動用嘴巴慢慢呼氣。

❺敲打完後，用雙手的手掌撫過頭部和臉部數次。

❻雙手輕握成拳頭，交替地輕輕敲打下腹部，要使用拳頭下半部（即靠小指的位置）來敲打。敲打的正確位置就在下丹田，距離肚臍下方兩英寸，這裡是身體的主要能量中心之一，敲打這裡可以增強身體的能量並升高體溫。

❼當敲打出節奏後，開始輕輕左右搖頭。此步驟的關鍵是不要想任何事情，只要搖

動頭部，就像你正在抖掉腦袋裡的所有想法一樣。

❽繼續用嘴巴呼氣，釋出停滯的沉重能量。當胸部阻塞打開並釋放緊繃感時，呼吸會變得更輕鬆、更自然。於是就創造出一種充滿活力的狀態——頭部降溫、胸部開放、腹部溫暖——使你的身體和大腦能以最佳狀態運作。持續三至五分鐘，然後停下來。

❾閉上眼睛，試著靜靜地感覺你的呼吸，慢慢吸氣及呼氣各五次。

我把以上的練習稱為「**腦波振動**」（Brain Wave Vibration），在Live120YearsBook.com網站有這種大腦訓練法的教學影片。另一種可以產生類似效果的方法，是前面提過的肚臍治療（參見本書第五章）。

現在，你的大腦已經準備好要接收你要傳遞的訊息了。靜靜地閉上眼睛，告訴你的大腦剛才你所寫下的訊息。例如，你想要給大腦的其中一個訊息是「我充滿了無限的愛和創造能量」，那麼就想像大腦已經成功接收了。觀想現在你的內在充滿了無限的愛和創造能量，並以能量形式來呈現。持續觀想這種充滿能量的情景。我們身體的能量系統和大腦的運作是偉大、完美的傑作，能夠立即感受到你的觀想，比如觀想一顆檸檬，你的嘴裡會立即充滿唾液。這就是能量定律：**心智創造能量**。只要持續觀想，你的渴望就會吸引這樣的能量。

現在，大聲地重複你想對大腦說的話，甚至可以錄下你的聲音不斷播放這個訊息。只要能讓你逼真地感受到訊息所帶來的觀想畫面，你使用什麼方式都行。真誠、認真地把這個練習做好，你將能夠吸引並顯化出跟你的真誠同樣強大的能量。然後在某個時刻，就會感受到你的訊息深深觸動了你，給了你力量和強烈的意願。

完成這個觀想冥想後，不要忘記向你的大腦和靈魂表達你的感激。說你感謝它們竭盡全力地支持你，直到生命最後一刻，你都將充分利用大腦的無限創造力和靈魂的大愛。全心全意去做吧！

聽從大腦的指令，圓滿我們的生命

當我們變老並經歷過生活的起起落落後，我們會有足夠的智慧來喚醒自己對真理及大自然法則的理解。研究表示，人到晚年後，更能做出明智的決定，因為我們能更好地控制情緒，不再衝動行事。此時大腦的變化，使得我們降低對多巴胺的依賴，這種快樂賀爾蒙能讓我們感覺良好。

在步入老年期後，我們有更多的時間思考和內省。當我們意識到生命有限時，就會反思到目前為止，我們是如何活著的，並認真思考我們將會留下什麼。此外，我們也會思考什麼東西才能帶給我們真正的快樂和意義，因為我們已經從經驗中學到，成功擁有身外之物不是生命的全部。從這個意義來說，此時我們在靈性上的敏感性比其他生命階段都要更成熟。

靜心冥想、專注呼吸，看著樹木冒出新葉迎接春天，用一個大大的擁抱來歡迎趕來見你的孫子，平靜地跟離去的親人說再見，並記住對方留在你生命中的痕跡——在這樣的時刻，你是否曾經有過以下的體悟：「生命不會隨著出生而出現，也不會因為死亡而消失」？生命不是有限的，它存在於你出生之前，也存在於你消失之後。這種感覺會讓你超越時間和空間，與無限永恆建立連結。這是一種所有一切都已具足的富足感，充盈著無限的感恩與平和。

這些靈性體驗是在大腦中出現的現象。我們的大腦擁有不可思議的功能和潛能，是這個世界最複雜也最精巧的構造。大腦深深吸引著我，是它讓我們質疑自己是誰，使我們能夠超越小我，並在尋求答案時把小我的意識擴展到大我，也讓我們有能力在平凡的生活中，時時刻刻發現到隱藏的神聖本質。我為人類被賦予了這樣的大腦而深深感激，並對造物主的恩澤感到敬畏，祂如此精心地創造了我們，讓我們在晚年這個人生的圓滿時刻，擁有更敏銳的靈性直覺，比生命的任何階段都要更成熟。

問問自己是誰，去找出這個問題的答案，並成為真正的自己——這才是我們這一生最偉大的任務，也是我們能給大腦的最強烈動機。一個可以完全實現絕對價值的圓滿人生，是我們晚年時可以擁有的最大夢想和希望。我們的大腦已經準備好全力支持我們的圓滿之旅，任何人都可以踏上旅程，只要一路保持著意願和熱情朝向目標前進，並在學習和成長的過程中學會謙卑和感恩。

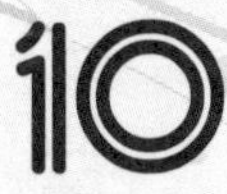

不斷自我精進，從痛苦中解脫

老年理想的精神生活是以靈魂成長為中心，而不是滿足自我的需求。靈魂成長需要自我精進，其核心就是身心靈的持續修持，而鍛鍊身心靈有兩個好方法：一是體能鍛鍊，二是冥想。

一旦你度過了前半生，會有多少事情發生在你身上？你會經歷多少欲望和情緒起伏？在駕馭欲望和情緒浪潮後，無論過程愉快或不愉快，你自然而然就知道生活是怎麼回事。即使你曾經試過逃避，也無法避開。這就是為什麼我會認為老年是覺醒的最好時間。你現在比以往任何時候都有更充足的時間，而且也有條件來擺脫對家庭和社會的責任，能完全專注於自己身上。你所擁有的生活經驗和技能，為心靈探索提供了豐富的環境。

關於生命的三個覺悟

在《生活之道：日常覺醒的永恆原則》（*Living Tao: Timeless Principles for Everyday Enlightenment*）一書中，我介紹了關於生命的三個覺悟。如果你是個老年人，由於你的自身經歷，目前的你肯定能明白至少其中兩個覺悟。

人生本苦——這是第一個覺悟。活了六十個年頭的人都會深切地體認到，生命確實是在受苦。一覺醒來，我們發現自己已經莫名地來到這個世界，既然我們有了身體，就必須繼續活下去。每天我們必須填飽、清洗這具肉身，然後給它穿上衣服，讓它入睡。我們不得不四處奔波，滿足肉身的所有需求和欲望。隨著時間推移，已有年歲的我們逐漸意識到，如果沒有出生在這個世界上，就不必忍受生活中的所有波折磨難。這就是為什麼佛教會說「人生本苦」。

生命是短暫的——這是第二個覺悟。老年人經由自己的直接經驗領悟了第二個覺悟。六、七十歲的人相對年輕，還沒有深切感受到生命是短暫的。然而，進入八十歲後，離死亡越來越近，他們不可避免地感覺生活似乎沒有目標。為什麼？因為他們早晚得拋下這一切。我們帶不走世上的財富、華衣美食，甚至自己頭上的一根頭髮。我們必須離去，讓所有物質全部消失。當死亡迫近時，我們可能會覺得生命毫無意義。「我一生都在奮鬥，卻不能帶走任何東西，我必須拋下這一切！我如此拚命是為了什麼、為了誰？」想到這裡，我們可能會沉浸在對時光流逝的悔恨及遺憾中。

如果你是經歷過這兩種覺悟的老人，那麼你在心靈及靈性上的探究已經頗有水準。問題是，雖然很多人都知道人生苦短，卻進不去下一個階段的覺悟。許多人消極、被動地任歲月流逝，沒有任何希望或夢想，沉溺在對人生無常的無力感中。「我都這把年紀了，還能做什麼？最好是舒服地活著，安靜地死去。」他們心裡這麼想著，過著日復一日的同樣生活，就像鐘擺一樣毫無意義地來回擺動。

不過，請好好想想。如果你覺得生命是短暫的，而且就到此為止，死了就一了百了，難道還有比這個更沒有意義的生命？我們來到這個世界，努力過了、掙扎過了，就為了感受這種白忙一場的感覺？你會想把這種感覺，當成你對這個世界的最後註解嗎？你可能不想。如果生命真的有意義，那麼顯然在戰勝虛無感之後，還需要一個覺醒的階段。每個降生在這個世上的人，都應該在離開前獲得這樣的覺悟，因為只有這樣，生命才會有意義。

什麼是生命的第三個覺悟？當我們說生命是痛苦且徒勞時，我們所說的生命是以肉身為中心的生命；換句話說，就是以小我為中心的生命。如果你已經看透了這種幻覺，抓住了這個顯而易見的事實，並理解以肉身為中心的生命是有限的，那麼你可能會感覺得到超越肉身而存在的生命本質。沒錯，就是靈魂，那看不見的精神世界。靈魂是我們的本體，以及生命的本質。

靈魂不是小我。當小我出現時，靈魂會感到束縛。在小我的狀態下，靈魂不可能是自由的，也得不到平靜及成長。在我之前描述靈魂圓滿時，曾經說過在昇華的過程中，靈魂的能量會成長並上升到大腦，在那裡與神性的能量會合。當我們的靈魂與神性相遇並結合在一起時，就會體驗到不可思議的快樂與平和，還有伴隨而來的光。生命的第三個覺悟與虛無的概念有關，即韓語的무（Mu，意思是「無」）。

無的字面意思是「不存在」，但這是超越存在和不存在的一種概念，一種宇宙合一的狀態。處於這種狀態，你會超越小我，並和宇宙合而為一。無不是一個物質概念，它象徵宇宙巨大的生命能量，是生命的無限源泉，也是能量的世界。無是存在和不存在、有形和無形、物質和精神的組合。這就是第三個覺悟：「**肉體和小我不是我的本質，宇宙偉大的生命能量才是我的本質，我和萬物是一體的。**」這段話在韓語中可用Muah（意思是「無我」）來表達，這是一種大我被喚醒的狀態，在這種狀態下，我與宇宙是一體的，而不再是小我。

在覺知到生命是痛苦和無意義的情況下，你是否想要結束自己的生命？或者，在了解生命的本質和宇宙無限的生命能量是一體的之後，你會為了平和與圓滿而活，並在昇華中走向生命盡頭？我希望並相信所有老年人都能領會第三個覺悟，只有等我們感受到這一點，生命才能擺脫磨難和痛苦。那時的我們已經明白了昇華之道，並洞悉自己和宇宙巨大的生命能量是一體的，那是我們死後會回歸之處，也是所有生命能量的源頭。

但明白這些道理，並不代表你已經圓滿了。開悟只是開始，不是結束。重要的是你要過一種覺醒的生活，一種靈性的生活。如果你好奇靈性的生活是什麼，可以反過來想：物質生活是什麼。物質生活是以身體的需求為主，與之相比，靈性生活則是以靈魂的成長和圓滿為主。

即使到了第三個覺悟，我們活在世上的日子還長得很。在這段時間，你應該做什麼？老年理想的精神生活，意味著你要在生活中落實這三個覺悟，也就是以靈魂成長為中心的生活，而不是以自我需求為主，並從現在開始認真地去執行。這就是你的後半生，六十歲以後為圓滿而活的人生。

以下是我對於精神生活的三個具體做法。一是持續自我精進；二是弘益，也就是分享及推廣仁慈，讓更多的人和社會受益；三是親近大自然。如果能結合這三大元素，對靈魂的圓滿非常有幫助。在本章中，我主要談的是自我成長，至於弘益及親近大自然這兩點，會在接下來的章節中分別介紹。

身心靈訓練是一輩子都要做的事

自我精進的核心就是不斷地訓練身心靈。體能鍛鍊是訓練身心的好方法，就像我在第五章提到的一分鐘鍛鍊法。只要還有力氣移動身體，就不要停止鍛鍊，要像一〇五歲自行車騎手羅伯特．馬尚一樣，每天運動一小時。這是基本功。

除了體能鍛鍊，我還要強力推薦你做一件事：冥想。

冥想的本質是完全活在當下。一般來說，我們的心智總是充滿了各種積極或消極的想法，思緒不會停留在此時此地，它們會四處遊蕩，追逐情緒、感受，以及圍繞在我們身邊的感官刺激或訊息。冥想就是將你的心智帶回到此時此地，觀看和辨識此刻在你身心中產生的現象。

所有能清空思緒和情緒，並讓你的心智安靜下來，或將你那四處徘徊的心智帶回到當下的行為，都可以被視為冥想的形式。你可以安坐著冥想，也可以在行走時冥想，還可以邊喝茶邊冥想。進入冥想狀態後，散亂紛飛的各種想法和情緒會平靜下來，讓你更能看清正在面臨的情況或是需要完成的任務。當心智平靜、清醒時，所湧現的智慧和見解會幫助你做出正確的選擇，以及採取正確的行動。冥想的方法很多，而我最常使用的方法是呼吸冥想。它簡單易行，而且效果強大。

在前半生的六十年中，人們可能沒有足夠的時間去感受和觀察自己，因為要處理謀生問題以及人際關係的各種情緒消耗，他們很難專注於當下。但對老年人來說，時間不再是障礙，反而可能會感到無聊，因為多出這麼多的時間不知道要做什麼。因此對大多數的老年人來說，「我沒有時間冥想」，只不過是藉口。

冥想有很多好處。首先，冥想能夠清理你的訊息、控制你的想法。漫長的生命旅程中，不乏人際關係的衝突和生命考驗，因此每個人必然都有煩惱，無論他們是否有過偉大光明的意識覺醒。這是很自然的事；而冥想是撫平焦慮及情緒波動的絕佳方法。

想一想，生氣時你的呼吸是什麼樣子——你的呼吸可能變得粗而短促，一旦發生這種情況時，可以試著安靜坐下來，全心全意地控制呼吸，什麼做不做。簡單地慢慢吸氣，慢慢呼氣。持續一段時間後，你就會驚訝地發現，憤怒的能量消散了，你的心智冷靜了下來，情緒平息而理智恢復。這所有改變都來自於一個簡單的呼吸法，卻神奇地控制了你的心智。當更多氧氣透過平靜的呼吸供給身體和大腦時，就會產生不同的生理現象。你的心跳和腦波恢復穩定，分泌穩定情緒的賀爾蒙，身體肌肉也放鬆下來了，就這樣，你已經在不知不覺中完成了呼吸冥想。

許多研究已經證實，冥想可以減輕壓力、穩定心智，並產生積極、正面的情緒。一些研究還表明，當我們冥想時，大腦控制同情心和幸福感的部位會出現實質性的變化。由哈佛大學醫學院心理學家莎拉．拉札（Sarah Lazar）博士領導的一個研究小組發現，即使是普通人——不是像西藏僧侶那樣的冥想專家——在冥想時，大腦的某些腦區也會變厚。研究人員要求在職的專業人士每天冥想四十分鐘，持續兩個月或一年。結果發現，這些人大腦處理同情心和幸福感的腦區，厚度增加了〇．一至〇．二公釐。簡而言之，冥想有助於大腦更好地表達靈性潛能。

冥想還能讓你感受到自己的靈魂。要過靈性生活，要發展靈魂的能量，當然要與靈魂的感受連上線。你必須知道現在採行的靈性生活是否適合自己，以及你的所有作為對靈魂成長是產生消極或積極的影響。唯一的檢測標準，就是靈魂的標準。唯有當你放下所有的想法和感受，回到無我的狀態，回到靈魂的初始狀態，準確評估才有可能做到。冥想是一種釋放想法、情感和執念的方法，讓你能再次感受自己的靈魂。

人們通常認為冥想很難，只能在專家的指導下才能學會。當然，根據冥想的不同目標，有時候可能需要專家指導。然而，我不認為冥想很難學習，也不認為冥想會和日常生活脫節。就像運動及鍛鍊一樣，冥想也應該融入生活之中，成為日常生活的一部分。從這個意義來說，睡眠應該就是最簡單、最容易的冥想方式。如果能在睡覺前做幾個深呼吸，觀想你的身體充滿了生命能量，隔天早上醒來時就會感覺到神清氣爽。此外，走路時也可以做呼吸冥想，每走四步吸氣，然後再走四步後呼氣（可以依照你的呼吸長度來調整步數）。很快的，你就會驚喜地感受到大自然的生命能量，伴隨著氧氣充滿你的整個身體。

呼吸冥想，與你的靈魂相遇

對熟悉冥想的人來說，半蓮花坐或背部挺直坐在椅子上可能不會不舒服，但對於初學者來說，這種姿勢可能會導致緊張。如果你就是這樣，建議採用能讓自己放鬆的姿勢——背靠沙發或靠墊坐著。閉上眼睛，慢慢吸氣和呼氣。把注意力集中在胸部和心臟，想像把生命能量吸進內心的靈魂裡。

身心放鬆後，你會感覺到呼吸逐漸加深。請忘記特定的呼吸方法，只照著靈魂想要的方式去呼吸。過一段時間後，你就會找到呼吸的節奏。吸氣時，想像宇宙的生命能量進入身體，喚醒你在胸腔內靈魂的能量。你會感覺到內心逐漸變得溫暖與平和——這是你內心純淨的能量，也是你靈魂的感覺。只要單純地專注於呼吸，與靈魂連上線從來都不是難事。

呼吸是充分感受到生命的時刻，一個擁有純粹能量的時刻。當你覺得自己深陷在想法和情緒的泥淖中時，當你覺得生活失去中心和方向時，請經由呼吸來平衡自己。靈性生活的目標，就是持續以你的靈魂為中心，並培養靈魂的力量。

冥想的另一個好處是，親自體驗與宇宙生命能量合而為一的感受。具體來說，就是在冥想過程中感受到大腦的神性（神聖能量）越來越明亮，也就是韓國仙道所謂的神明（Shinmyung）狀態。

在冥想過程中，你可以透過心靈之眼看到宇宙能量的燦爛光芒傾瀉到你身上，並加強你大腦中的神聖能量。你會有一種融合的感覺，和宇宙的生命能量合為一體。當你從造物主或生命之源接收到不可思議的愛和祝福時，會對生命法則產生透澈清晰的洞察力，心中滿溢著喜樂及感恩。

然而，僅僅是一次呼吸冥想很難體驗到這種「神明」狀態，必須下決心投入大量的時間和精力來練習。為此，我們需要用更深入、更專業的呼吸冥想方法。根據自身的情況，有很多不同的冥想法可供選擇，有些特定的練習可能需要專家的指導，以下我僅簡單扼要地說明其中一種冥想法的步驟。

❶伸展頸部、肩膀、上背部、下背部及髖關節，做深度放鬆，釋放出身體的緊繃感。採半蓮花式坐在地板或椅子上。挺直脊椎，面帶微笑。這樣做，大腦才不會受到壓力。只有在身體保持平衡、脊柱挺直，讓大腦處於最舒適的狀態時，呼吸才能舒適地進入你的身體。

❷將注意力集中在下腹部的下丹田處，讓呼吸深深沉入腹部。吸氣時，下腹部自然膨脹，呼氣時下腹部自然收縮。將下腹部想像成氣球會有幫助，吹氣時氣球會膨脹，空氣逸出時會收縮。這稱為丹田呼吸。

盡可能以你覺得舒適的方式自然呼吸，不要屏息，這樣做可以防止大腦和身體緊繃，也不會打斷連續進出體內的穩定呼吸。如果屏住呼吸、吸得太猛或呼得太快，氣息就會中斷。呼吸不要太匆促，但也不能太慢，全心專注於吸氣和呼氣，不要受到干擾。如果氣息被打斷，就意味著你已經分心了。這時要把思緒拉回到身體，再次去感受並專注於呼吸。

丹田呼吸，就像是點燃下腹部能量中心的火焰。把丹田想像成火爐，爐火應該一直明亮地燃燒著。當爐子升溫時，丹田能量自然會開始沸騰起來。如果你繼續把注意力集中在呼吸上來撥旺爐火，等火候到了，丹田自然會熾熱無比。然後，隨著腎水能量沿著脊柱上升至頭部並讓大腦降溫後，就會出現水升火降的循環。你會發展出一種清晰的意識狀態，從欲望、恐懼、焦慮和孤獨感等情緒中解脫出來。

在呼吸一段時間後，你可能還會體驗到不同的能量現象，例如眼前出現光環。無論出現什麼現象，都要繼續像旁觀者一樣觀看，不要管你的視覺是暗或亮，只要專注於丹田呼吸。然後到了某個時刻，燦爛的光——生命的本質——會像一條從深水中升起的巨龍一樣出現。每個人對光的體驗都不一樣，有人的心靈之眼可能看到具特定顏色或形狀的光；有人可能看到一種亮度；有人可能是一種感覺，就像你的存在超越了時空並擴展到無限；有人可能感覺到與某種神性或無限的存在建立深層的連結感。當你與光、神性或完整性相遇時，會感到難以形容的狂喜。你會因為那無所不在、完全包圍你的偉大之愛而顫抖，並深受感動；世界上任何人的愛都無法與之相提並論。

經由深度的呼吸冥想，你可以照亮神性能量，並在大腦中與神性會合。每個人都會呼吸，但只要透過適當方法和意圖，呼吸也可以成為一種靈性練習，與你的靈魂相遇，與神性合一。

當我們走向圓滿時，冥想是老年靈性生活的一個關鍵要素。透過冥想，可以保持與靈魂連結的感覺，也能擁有與來自生命之源的能量合而為一的強烈體驗。這種經歷使你確信，日後遇到死亡時，你將會與透過冥想所體驗到的生命能量之源合為一體。不過，這樣的昇華在你活著時就能體驗得到，而不是等到死了以後。韓國仙道傳統的大師，能夠敏銳地預知死亡，甚至能夠有意識地控制最後一口氣。當他們慢慢咽下最後一口氣時，經歷了生命的偉大循環，因為他們從源頭獲得生命能量，現在又回到了源頭。

如果你已經養成冥想的習慣，我要鼓勵你除了將冥想發展成一種緩解壓力、改善身心穩定及提高注意力的工具之外，可以更進一步地把冥想當作與靈魂相遇、與宇宙偉大生命力合而為一的方式，為你的生命灌注神性。如果你從來沒有冥想過，我強烈建議你試試，拋開「這不適合我」的想法。如果你無法安靜坐著冥想，可以先做些動態的身心訓練，例如瑜伽、太極和氣功，以加強對身體的感覺，並對你內在的生命能量更敏銳。等這些準備功夫做好後，再開始冥想。

關於以韓國仙道為基礎、進入神明狀態的冥想方法，想要了解更多細節的讀者，可以看我的另兩本書《脈輪治療：喚醒身體的能量系統》（*Healing Chakras: Awaken Your Body's Energy System for Complete Health, Happiness, and Peace*），以及《生命粒子冥想：治療和轉化的實用指南》（*LifeParticle Meditation: A Practical Guide to Healing and Transformation*）。此外，你還可以在Live120YearsCourse.com的特定線上課程找到指導冥想的影片。

精進再精進，永不停止

自我精進就是「造就自己」，這是一個選擇你想成為那種人，然後立志成為那種人的過程。換句話說，這是一個發現自我、創造自己命運的過程。在追求圓滿的人生旅程中，不斷的自我成長是必不可少的。

每個人都具有創造的天性，也都需要去實現這種創造天性。這種需求不會因為我們變老而減少或消失，許多人甚至會在步入老年後更積極地表達他們的創造力，並持續不斷地自我精進。

在追求成功的時期，你可能也同時追求自我成長，以完善你的履歷。在許多情況下，自我成長還是一種能夠提高你個人商業價值的活動。到了退休後，你的自我成長轉換成自我精進，而且不再只是為了追求成功，更是為了從讓自己變得更好的過程中獲得純粹的快樂和滿足，同時也為了讓性格更臻成熟、讓靈魂更加完善。

只要活著，就應該透過無止境的自我精進來實現創造天性。我們應該每天努力更新自己，直到心臟和大腦停止工作的最後一刻。今天總要與昨天有所不同，而明天應該比今天更好。停止自我更新，就像一艘關掉引擎的船漂浮在海洋中央。

創造力不僅是創造新事物的能力，也是在我們的工作中注入新元素的能力，即使扮演的是同樣的角色。創造力來自於好奇心和探索的態度，來自於質疑的態度。當你對自己和世界有較高的興趣時，那些可以改變你生活並對世界有貢獻的想法就會浮現。無論你處在何種環境下，只要肯花時間思考：「在這樣的環境下，我能做些什麼？」即使只是一個小想法，也要付諸行動。所有行動聯合起來，就能共同創造生活中的改變和成長。

自我精進，並不意味著你必須去上專業人士的課來學習新東西。不斷去想一些好想法，並按照這些想法行動，動動你的身體及心理，都是自我成長的一部分。學會說一門新語言、能夠舉起更重的重量，或是學會使用新設備，都不是自我成長的唯一結果。多微笑、對他人的錯誤一笑置之、更常把愛說出口，以及做真實的自己，這些也是自我成長的結果。

自我探索是自我精進的先決條件，只有了解自己，才能真正成長及發展。而真正的自我精進絕對不可能只影響到自己，當你開發自我時，會發現你的家人和其他人、你的社區、你的國家，乃至整個地球都會從中受惠。你的改變會導致整個世界的改變。

在追求圓滿的時期，自我精進的態度就像一個具有工藝精神的藝術家一樣。這樣的工匠在每時每刻都會盡自己最大的努力，不使用任何捷徑或耍花招，以獲得最高品質的產品，從而為自己帶來滿足感。

有一個關於義大利文藝復興時期藝術家米開朗基羅的著名故事，他在為梵蒂岡西斯汀教堂（Sistine Chapel）的天花板繪製大壁畫時，有一天他的朋友看到米開朗基羅以一個非常不舒服的姿勢從高高的平台上抬頭，專心致志地研究著天花板的每個角落和縫隙。「聽著，我的好友，」朋友說道：「誰會知道你曾經如此認真地去畫那個不起眼的角落呢？」米開朗基羅回答：「我自己會知道。」

用追求圓滿的精神來自我成長，就是像這樣。這是透過默觀和冥想來誠實地審視自己，了解到哪些改變是必須的，然後選擇去創造這些改變，並按照自己的意願付諸行動。在這個過程中，靈魂就是追求圓滿之旅的燈塔。然而，追求圓滿的自我精進並不是為了與他人競爭，如果我們生起了這種攀比的心思，就會回復成過去的那種人了。

追求成功有各種各樣的最後期限，但通往圓滿生命的自我精進只有一個最後期限：生命的最後一刻。

11

除了安享晚年，還要過一個不遺憾的人生

如果你這一生都在滿足小我的欲望，內心將無法獲得圓滿和平靜。你要找到靈魂希望你去做的事，而不是別人期望你去做的事，然後認真去落實，如此才能活得有熱情、健康又快樂。

正如第二章提到的，許多人死前最大的遺憾是，沒有勇氣過真實的生活。你真正想要的生活，不是別人期望你過的生活，而是貼近靈魂的真實生活。

「我真實地活了一輩子嗎？」這是人們在臨終前反思一生時，最重要的衡量標準。根據這個問題的答案，他們對自己這一生可能感到滿意，或覺得有遺憾。這個問題就像智慧之光，指引著我們在晚年時該走的方向。

人們非常想要分享他們的靈魂能量。在表達並分享純潔的愛時，他們憧憬著自己的靈魂能變得更快樂。令人驚嘆的是，每個人心中都有的這種純潔的愛，無論使用多少，永遠都不會乾涸。事實上，我們使用得越多，它就越豐富。分享愛的能量可以滋養自己的靈魂並幫助他人，這就是靈魂覺醒的人真正想要的生活。

在不傷害自己或他人的情況下，按照自己的心意生活，其標準為何？其實就是以靈魂成長為標準。如果你一直都是以靈魂來思考，就永遠不可能傷害自己或他人。孔子說：「七十而從心所欲，不踰矩。」人們之所以會行為踰矩，就是因為失去了靈魂的標準。要過一種不傷害他人的生活並不容易，但如果更進一步地為幫助他人而活，就不僅僅是不造成傷害，而是一種最理想的生活方式。這就是弘益的生活——為所有人的利益而努力。

當你幫助他人時，你靈魂的能量會成長和成熟。如果你的心滿足了，你就會安心且平靜地迎接死亡。如果你這一生都在滿足小我的欲望和自私自利，將會抱憾以終，無法感受到圓滿和平靜。

晚年生活的目標：不後悔我這樣過了一生

死都不後悔的生活，才是我們晚年生活應該有的主要標準。這將有助於阻止你做出會後悔的選擇。在人生的旅途上，我們會遇到許多人和無數選擇。「我應該選這個或那個？」如果你追問一句：「當我死時，會後悔我的選擇嗎？」那麼選擇時會變得更容易。我們可以從這樣的思考中找到如何度過晚年生活的靈感：「我必須怎樣做才能死而無憾，並有信心可以活得很好？」

最重要的是，找到內心靈魂真正希望我們去做的事，而不是別人期望我們去做的事。我們需要找到一種做了永遠不會後悔、但沒做卻會後悔的工作，生活也一樣。唯有如此，即便到了晚年，我們也可以活得充滿活力和熱情。當靈魂的能量充滿你的心時，熱情就會復甦。想要過得更健康、更快樂及更平和，必須找到能讓你的心充滿熱情的工作和生活，這是必不可少的條件。

從這個角度來看，我可以這樣說：「對我而言，開悟沒什麼大不了的。只要知道我真正需要什麼就行了。」許多奉行物質主義的人，都把時間花在過度消費和浪費上，沒有考慮清楚就東買西買，不知道自己真正需要的是什麼。如果你真的知道自己的需求，就會仔細選擇只對你真正重要的東西。要了解你的需求，先要了解你的真正價值。當你能辨別出來小我或真我時，就會覺察到自己的真實價值，並根據這些價值來做出選擇。

那些意識到自身價值的人會認真思考，需要為了自己的成長和發展做些什麼，以及如何為靈性成長而活。回答這個問題並不難。如果你知道自己真正需要什麼，也知道別人真正需要什麼，就可以規畫出這樣的生活。如果某件事對你和別人都有好處，最終也會對每個人都有好處。如果你幫助他人變得更健康、更快樂、更平和，你也會變得更健康、更快樂、更平和。當你讓別人笑時，你心中的快樂能量也會倍增。

領悟到這條法則的老年人，很重視服務他人所帶來的快樂和價值感。他們幫助社會弱勢群體，比如兒童和老人福利中心等組織；提供免費講座或貢獻自己的技能，比如替人理髮或教音樂；從事社會工作，或捐出部分收入、參與慈善活動，使社區變得更適合居住。

此外，當你幫助別人時，你也幫助了自己。根據一些研究結果顯示，從事志願活動的人比從不參加的人活得更久。二〇一四年，醫學期刊《刺胳針》（*The Lancet*）發表的一篇研究報告表示，在為期八年半的研究期間，生活目標明確的人死亡率下降了三〇%。針對世界各地長壽老人的研究也表明，做一些有意義的事——無論是幫子女帶小孩或是在社區做志願工作——有延長七年壽命的效果。

主動創造快樂，然後積極散播快樂

「我現在對自己很滿意。」蘇珊・吉瑞絲帶著愉快笑容，眼睛發亮地說道。我們在第一章曾經簡單地介紹過她，她在五年前六十八歲自願退休時，並不是這樣想的。她原以為已經為退休生活做好了充分的準備，但退休後，她意識到自己在心態上對退休的生活毫無準備。她說：

我原是新生兒病房的護士，曾經為病人做了很多好事……但現在，我再也不用這樣做了。我是誰？人又到哪裡去了？現在回想起來，我意識到這樣的日子很不好過，我花了很多時間來克服這些問題和情緒。我發現曾經因為工作而獲得激勵及掌聲的那種生活已經離我遠去了。更正確地說，我必須想辦法找到自己。

蘇珊退休後一直在做冥想，並經常參加自然靜修來幫助自己找到內在的價值，而不是外在的肯定。目前她在十多個地方定期做志願工作，幫助對象包括婦女庇護所、社會弱勢兒童、有特殊需求的兒童，以及五十五歲以上的家庭暴力受害者。每當看到她的小小善舉或話語對這些人產生積極影響時，她就會感到快樂和感激。

蘇珊和她的孩子們、孫子女，以及三十多年的朋友保持著良好的關係，但蘇珊說，有時她仍然會感到困擾和孤獨。去年她有了危機感，為了讓自己好過一點，她經常依賴冰淇淋、巧克力來紓壓，並習慣性地窩在安樂椅上看電視。有一天，她突然想到日子不能再這樣下去，她得改變生活方式了，於是就把珍貴的躺椅送給了鄰居。鄰居驚訝地問她為什麼，蘇珊回答說：「我坐在上面的時間太久了。」她還把安樂椅的好夥伴——電視——也扔了。

「即使我不看，也會讓電視一直開著。它填滿了一個除了我之外沒有別人的空房子。」她花了好幾個星期才習慣了沒有電視和安樂椅的生活。「我能做到……」她一直告訴自己。「我能做到」，這句話的背後還需要勇氣來支撐。

蘇珊說，在老年時做些讓生活變得有意義的活動，會在很多方面幫助你。對她而言，這些活動包括幫助處在困境的人，以及跟家人分享充實的生活經驗。擺脫躺椅和電視給了她改變的機會，而其他日常活動——與家人見面、做志工——則為她的生活注入了新的活力，並使她從習慣性的孤獨感解脫出來。最近她最喜歡的冥想，是在亞利桑那沙漠觀看美麗的日出日落。每次她這樣做，都會感到心裡一片平靜，也覺得自己與所有生命有了更親密的連結。

「好好地變老，就是接受你現在的樣子。而且我認為，這也包括更親近別人和自己，以及主動地幫助他人和自己。」蘇珊說。

現年七十六歲的珍妮特．杜達（Janet Duta）當了四十三年的護士後，在六十七歲那年退休。在照顧抑鬱症、焦慮症和癡呆症的老年患者時，她想了很多關於如何保持健康和快樂的方法。退休前，她和丈夫為退休生活擬定了一個計畫，一退休，兩人就開了一輛三十二英尺長的露營拖車在美國到處旅遊了三年半。偶爾他們也會去更遠的地方旅行，比如歐洲。自從二〇一〇年在拉斯維加斯定居以後，她一直在當地社區做志工。

珍妮特每週六會在動物收容所做志工五個小時，幫忙遛狗、抱小狗、洗衣服。她也在庇護所工作，幫助家庭虐待的受害者。她還親自用自己的卡車運送捐贈的家具，她曾經為一個睡在地板或沙發上一個月的家庭送過一張床。這家人非常高興，擁抱了她十四次，後來又發了一條簡訊告訴她，這是他們收到的最棒的聖誕禮物。此外，珍妮特還在警察局做志工，為新進警員或警察學院的學生受訓時扮演一些必要的角色，包括家庭暴力的受害者、酒醉司機，甚至是攜帶武器的人。珍妮特也在信奉的寺廟裡當志工。她說道：

幸運的是，我的護理職業就是在幫助人們。可能因為這個原因，對於幫助別人我好像幫上癮了。知道自己有可能改變某些人的人生，讓我感覺很棒。我需要這種良好的感覺，就像需要飲食一樣。如果沒能這樣做，我會感到悲傷和孤獨。我堅信每個人一早醒來，都需要一些可以讓自己振奮精神的事。想要感覺良好，重要的是去做一些值得期待的事，特別是會讓你樂在其中的事情。我不做自己不喜歡的事。

我已經年過半百了，知道死亡正向著我而來。不過，我總覺得除了這輩子，還有什麼在等著我，雖然我並不知道它是什麼，但我相信這一生並非終點。一旦到了該離開的時候，我會覺得這一生真的很美好。我覺得我確實改變了某些人的生命，我做得很好，這讓我很滿意。

你是生命能量的唯一使用者，誰都不能取代你

還有什麼比用這個稱為「生命」的寶貴時間和能量，去為其他人和這個世界做些有價值的事，更令人滿足的呢？相反的，如果你讓時間毫無意義地流逝，那麼在離開人世之前，你不會感到後悔和遺憾嗎？那時你可能會想：「我沒有好好利用我內在本具的愛的能量。」

在離世之前，有一種方法可以檢驗你的靈魂在這一世成長了多少，那就是真正地去碰觸你內心的感受。如果你的內心充滿了快樂和滿足，那就代表你的靈魂能量已經成長了許多，你會這樣想：「這一世我活得很好，我深以為傲。雖然我現在要死了，但我這一生沒有遺憾。」相反的，如果你的內心非常空虛、無助，說明你的靈魂能量還沒有被填滿。

你可以從工作上退休，但一直到你死去之前，都不能從生活上退休。生命不會因為你從工作退休後就此結束，生命是寶貴的時間，是你被賦予的體力、心力及腦力。無論是來自創造這個世界的神，或是來自宇宙的偉大生命源泉，從你出生的那一刻起，生命能量的使用權就已經轉移給了你。這個權利只給了你一人，直到你死去之前都為你所有，你是唯一可以決定如何使用的人。你的生命能量不想被無意義地浪費，它希望能被用在

有意義的事情上，讓人們和這個世界更健康、更快樂、更和平。

在你活著的時候，你是生命能量的主人。你願意當個真正的主人來好好使用它嗎？或者，你只想袖手旁觀？你只能在這兩者之間做選擇。去找到並規畫你真正想要達到的人生目標，才能在面對死亡時沒有遺憾。

問問自己：「如果今天是我活在世上的最後一天，我會繼續完成今天計畫要做的事嗎？」如果你的答案是「會」，那麼你現在所做的事情顯然是有意義的。但如果不是，請找到你的靈魂真正想要你做的事。我想為你加油，希望你能找到可以激勵你、讓你熱情澎湃的事情，一件即使你為此而死都不會後悔的事，一件直到生命最後一天也會樂意去做的事。努力讓你生動的夢想成真吧！

12

大自然，你一輩子的好朋友

親近大自然，是讓生活充滿靈性和圓滿感的好方法。一旦感覺與大自然融合為一，就會意識到你不是分離的個體，所有你曾認為的分離與失去都是虛妄的，於是就能放下你的煩惱與執念。

晚年時，我認為最好住在離大自然較近的地方，而不是繁忙的城市裡。如果做不到的話，那麼無論何時何地，只要有機會就要經常走進大自然。你不一定要到遙遠的高山、荒野或海洋，只要有陽光、樹木、水和風的地方，可以看到開闊的天空、可以走在未鋪砌的地面就行，住家附近的公園或小徑也是不錯的選擇。

親近大自然，是一種讓生活充滿靈性和圓滿感的好方法。要理解原因為何，首先必須認識你和大自然之間的關聯，我親身經歷過領悟的過程，它會分三個階段發生。

大約二十年前，我第一次前往亞利桑那州的塞多納（Sedona），這是一處以紅色岩石著稱、景色宏偉壯觀的景點，到處可見蓊蓊鬱鬱的仙人掌和杜松樹。我滿心滿眼都是美麗的景致，也為這裡強烈而神祕的靈氣所沉醉。「我不敢相信地球上有如此美麗的地方！」我一邊繞著塞多納走一邊對自己重複說道。

然後，就在某個時刻，我意識到在我看到塞多納之前，塞多納早已看著我了！沒錯，塞多納的赭紅色岩石、仙人掌及杜松樹在我之前早就存在已久了，它們在這裡看著人們來來去去，而我只是眾多遊客之一。我當時覺得，人類只是這片土地的短暫過客，來了又走，大自然才是這片土地的真正主人。

與此同時，我又意識到：我是大自然的一部分。大自然與我是一體的，而不是分離的。為什麼我是大自然的一部分？因為我是生活在龐大地球生態系統中的一個有機體。

我與大自然是一體的這個認知，感覺就像轟隆隆的雷聲一樣強烈。那次覺醒震撼了我的整個身體，甚至我的每一個細胞。毫不誇張地說，這就是開悟的開始和結束。

真相很簡單：人與大自然是一體的。從某種角度來看，這是連小孩子都該知道的常識。問題在於，人們通常只把腦袋當成理性知識的來源。但要真正體會這個真理，我們必須動用身體的所有細胞去感受，而不是仰賴理性的知識。當你真的覺得與大自然融為一體時，就可以體驗到一種意識的大整合，所有你曾經認為分離的東西，其實都跟你相互串連在一起。

如果你希望在晚年時追求精神上的圓滿，就要盡可能地多接近大自然。這一點不容忽視。

開拓你的視界，放下我執的束縛

親近大自然的生活，可以幫助你放下小我或我執。

如果你深入挖掘人們煩惱和受苦的根本原因，就會發現這都是因為小我在作祟。小我（ego）一詞代表個人持有的虛假身分，這個自我是一個獨立的存在，與大自然及其他人分開。從小我的角度來看，你是一個獨立於整體之外的分離個體。一旦深陷於這種小我意識中，你將會體驗到不圓滿的痛苦和無止息的衝突。

佛教徒認為，人因為三種毒藥而無法去除我執來達到涅槃或解脫狀態。這三種毒藥是貪婪、瞋怒和愚痴（貪瞋痴三毒）。貪婪是一種欲望，想透過物質或身外之物來填補我們的不圓滿；當貪婪得不到滿足時，瞋怒就會生起；而愚痴則是沒有按照「我們是一體」的智慧去行事。

問題在於分離意識——你和我是分開的、大自然和我是分開的。這種二元性的世界觀，將個體的小我視為主體，而其他一切（甚至包括大自然）全都是跟小我分離的客體，這是地球上大多數問題的根源。我們不斷被教育自己和他人是分離的，並習慣於追逐成功的典範（告訴我們在物質社會中要盡可能去競爭、擁有和控制），於是小我的欲望就會隨著時間推移，具有越來越強大的影響力。這種情況發生得越多，就有越多人痛苦。由於我們認為人類與大自然是分離的，並視大自然為一種有待開發的資源，甚至把大地和天空都搞到病懨懨的。然後，被我們汙染的天空和大地又回來困擾我們，讓許多人因而生病。我們應該如何解決這個問題？

一旦你理解這其中的緣由，解決方法就很清楚。問題癥結就在於我們分離的世界觀，所以我們要做的，就是轉換世界觀——將萬事萬物都視為一個整體。徹底改變整個社會體系——包括教育、政治、經濟和文化等方面。這當然需要花費大量的時間和精力。然而，我們現在就可以改變個體的意識。

有一種簡單的方法可以讓你放下我執，擁有一個全面性的視角，那就是覺得你和大自然是一體的。小我或我執是非常頑強的，強行去撕下你的小我是沒有用的，只需一個轉身，你又回到了原地。雖然你每天都在下決心要拋開小我，但是一旦你被日常生活中的工作和人際關係困擾時，在你意識到之前，小我就會復活。然而，當你融入大自然的那個瞬間，小我通常會消失。當你全身的每個細胞都在感受著大自然，而不是只用理性的腦袋去理解大自然時，放下小我就會成為可能。

在你被天地能量圍繞時，請敞開你的身心去感受大自然的氣息，體驗與大自然能量的連結。一旦你覺得自己成為大自然的一部分（或整體生命能量場的一部分），小我的分離意識就會自行消失，偉大的覺醒就會到來。這樣的你就可以真心實意地說道：「我與大自然合而為一了。」相反的，如果你的小我仍然不肯離去時，這句話就不夠真實。這種領悟靠的是感受而不是思考，而且要足夠深入，這就是為什麼你要在大自然中冥想。

你應該有過這樣的經驗：親近大自然時，可以迅速地擺脫小我。你是否有過這樣的經驗：思緒和情緒混亂時，穿上運動鞋去散步，在陽光下吹了一陣子和煦的微風後，心中的沮喪就隨著呼吸不見了？如果像這樣走個幾十分鐘，焦躁和紛亂的思緒很快就能平靜下來，你的心智也會越發明亮和輕鬆。外界的現實根本沒有改變，但世界看起來不一樣了，因為你的心智和能量改變了。大自然有一種神奇的力量，可以淨化我們的想法和情緒，讓我們回到原始的、自然的狀態。

親近大自然，與大自然為友

經常走進大自然，可以讓我們與大自然成為朋友。

在我們這一生中，有些朋友會跟我們越來越親近，有些朋友會越來越疏遠。在學生時代曾信誓旦旦要當一輩子好朋友的人，其中有多少人在我們晚年時還留在身邊？有許多人在臨終前，把與好友失去聯繫視為他們最大的遺憾之一。如果不是刻意保持聯絡，年輕時的親密朋友在各自展開生活後會漸行漸遠。如果你有一個真正的朋友，可以跟你分享心事、互相扶持，在碰到困難時主動幫忙，那麼可以說你這一輩子活得還算不錯。生活狀況、環境、想法和情緒都會使人際關係難以維繫，倘若有個完全知心知意的朋友，彼此用心交流，那不是太好了嗎？當朋友和親人一個接一個地離開這個世界，當我們被獨自留下來時，老年生活的孤獨實在不好受。

然而，我們不能只是哀嘆老年生活的孤獨，我們需要去結交新朋友。比起經年累月結交下來的老朋友，雖然新朋友跟我們的感情沒有那麼深刻，但隨著一起變老，我們仍然可以與新朋友相遇相知，用心分享生活。記住，我們還有一個終生的朋友可以陪我們一起到最後：大自然。

從某種角度來看，與大自然做朋友，可能比與人交朋友感覺更舒服。生活讓我們每個人在無形中建立起了各種框架，包括個人經驗、個性特質和想法都不同。人際關係是學習與人和諧相處的過程，學習包容人與人之間的差異。但是，當這些差異引發衝突時，就會讓我們感到不舒服，所以最後我們會逃避與人相處。然而，如果對象是大自然，我們就完全不必擔心這些衝突。為什麼？因為大自然不會批判我們，她只會接納並擁抱我們。一遇到有過不去的難關，大自然是我們可以倚靠、給我們溫暖的避風港，是鼓勵我們並給我們希望和勇氣的親密朋友。

每個人可能都有過被大自然撫慰心靈的經驗。當我們在明媚的春日坐在溫暖的陽光下，或躺在草地上仰望天空時，當我們走在林間小道上聽鳥兒歡聲鳴唱時，當我們遠眺大海並感到神清氣爽時，當我們凝視著在漆黑夜空閃爍的星星時，在這些時刻，我們會微笑著對大自然說：「哇！真是美呆了。」我們的心敞開著，就像遇到了一位老朋友。

一旦我們敞開心扉，就可以聽到大自然在對我們說話：「要有勇氣」、「沒關係」、「你做得到」、「我愛你」。這些訊息，實際上是我們自己內心的回聲，我們內在的本性已經被喚醒了。當內在的本性和外在的大自然建立連結時，我們就可以聽到大自然的訊息，然後成為大自然的真正朋友。

友誼從來就不是單行道，而是雙向交流的。要成為大自然的朋友，你必須能夠真心愛惜它，而不僅僅是欣賞它的美麗。你必須向大自然敞開心扉，就像你敞開心扉與另一人成為朋友一樣。把心打開，大自然就會進入我們的內心，我們內在的本性也會因為大自然純淨之愛的能量而被喚醒。然後我們就可以說：「我是大自然」、「我與大自然是一體的」。

我們到哪裡可以找到一個像大自然一樣，完全跟我們交心的朋友呢？大自然就在你身邊，是最偉大、最親密的朋友。大自然看著你，不帶任何情緒或評判，完全地接納你。她是一個你可以全心全意與之交流的朋友，所以經歷過生活打磨的老人們，請在大自然中尋找慰藉吧！它會治癒你曾經遭受的創傷，打開你緊閉的心門。

在很久以前的韓國，修心養性的人在退休後會過著簡單而滿足的生活，他們會唱這樣的歌：

青山是我的朋友，綠樹也一樣。
青山之間的風與月，和綠樹一樣，都是我的朋友。
我將與這四位美人一起變老，安享我的餘生。

——作者不詳

試問朋友有多少？
水和岩石、松樹和竹子。
東山明月起，吾心歡喜。
得此五友便足矣，夫復何求？

——尹善道〈五友歌〉*

---

*編按：尹善道（1587-1671）是十七世紀朝鮮王朝的政治家、學者和詩人，因為黨爭而多次被流放，大半生都在鄉村或漁村度過，創作了大量優秀的山水田園作品，〈五友歌〉即為其一。

從大自然中汲取圓滿的能量

另一個與大自然為友的好處是，她允許我們盡情地吸收來自大自然的能量。只有獲得能量，我們才能生存，因為我們是由能量組成的有機體。我們吃的食物是一種能量來源，用以維繫身體的生命能量。就像身體一樣，我們的靈魂也需要能量。人們渴求能夠豐富自身靈魂的能量，帶給他們新的靈感。為了獲得這種能量，人們多方建立人際關係、努力工作來獲得成就感、培養興趣，或者參與心靈或宗教活動。雖然以上這些活動在某種程度上安慰了他們的心靈，但很多時候並無法完全滿足。

我們追求生命的圓滿或完整，用盡一生在尋找能夠完全滿足我們的東西。但是在人造的東西中找不到完整性，完整性只存在於自然界。自然界本身就是完整的，當然我們也可以成為一個完整的人，因為我們也是大自然的一部分——前提是，如果我們的內心也能像大自然一樣富足的話。

試著放下所有一切，在大自然的懷抱中躺下片刻。溫暖的陽光、清新的空氣、潺潺的流水聲、沁人心脾的青草及土壤氣味，都將充盈著你的心。大自然總是給我們送來無限的愛和祝福，這是人類無法製造的完整能量。如果你想獲得完美的能量，就去吸收大自然的無限能量，那麼一直存在於你體內的完整性就會瞬間復甦。

我們有生養我們的父母，但我們還有更偉大的父母，在我們被孕育、出生和成長的過程中一直支持著我們的生命——那是我們的宇宙父母。通過我們的嘴進入身體的食物和飲水是從地上獲取的能量，空氣和陽光是我們從天獲得的能量。如果沒有天地的能量，人類這種有機體就連十分鐘都活不了。我們此刻可以活著，可以呼吸和活動，就是因為我們有大自然，也就是我們的宇宙父母。正如世間父母可以為孩子無悔地奉獻犧牲一樣，我們的宇宙父母也會給人類無條件的愛——不需要用任何東西來換取。如果我們的宇宙父母會開口要求我們做一件事，那一定就是要求我們與地球上所有的生物和諧相處，就像世間父母希望所有的孩子都能相處融洽一樣。

你需要能量嗎？不要只是從別人那裡尋求，而是主動吸取宇宙父母（大自然）給予的生命能量。大自然能為你的身體貫注生命能量，為你的靈魂注入活力，讓你的心跳充滿喜樂。這是完整的、完美的、和平的能量，你無法從其他人身上獲得。

讓自己充滿了大自然的能量，也不要忘記與周圍的人分享。從大自然獲得愛並與他人分享，就像大自然無私地給予任何人無條件的愛一樣，這就是一個自然人（Natural Person）該有的生活態度。

為回歸大自然做好準備

與大自然為友，可以讓我們在死後回歸大自然的懷抱。

大自然不說話，她只是向我們展示事物的本來面目。我們與大自然融為一體的方式，就是去感受大自然原本的樣子，並透過靜默的冥想與大自然交流。大自然包含著言語或文字無法形容的真理，只要我們能感受得到，就必然會深受觸動。同樣的道理也適用於人類，我們同樣會被一個人的品格及正直所打動，而不是花言巧語。人類具有一種敏銳的天賦，可以察覺隱藏在言語和文字之外的真相，而我們要做的，就是持續保有這種直覺。

大自然是我們的老師，更是全人類共同的老師，始終對我們不離不棄，只要有心，我們隨時隨地都可以見到。大自然蘊含著永恆不變的真理，我們可以從她身上學習到生命的智慧和法則。我們在春夏秋冬四季的週期裡學會大自然的法則，在燦爛的陽光下感受到大愛公平地照顧著每個人，從萌發的新芽和吐蕊的花朵中感受到生命的奇蹟。

學生往往會像老師，所以人類越親近大自然，性格就越像大自然。他們越來越具有大地養育所有生命的無私美德，以及具備上天光明、自由及和平的無限智慧。如果你能隨著年齡增長，個性越來越回歸到自然的本性，將能體驗到與大自然融為一體的極致感受。就像大家所說的：人類來自大自然，也將回歸大自然。我們要做好回歸大自然懷抱的準備，去體驗天人合一的昇華境界。

《天符經》（*Chun Bu Kyung*）是韓國最古老的經文，全文只有八十一個字，在這微言大義中包含著大自然不可思議的智慧和法則。

一始無始。一析三。
極無盡本。天一一，地一二，人一三。
一積十矩。無匱化三。
天二三，地二三，人二三，大三合六，生七八九。
運三四，成環五，七一妙衍。
萬往萬來，用變不動。
本本心，本太陽，昂明人中。
天地一一，終無終一。

——《天符經》

這是《天符經》的關鍵訊息，意味著宇宙和大自然的永恆無始亦無終。我們應該追求像太陽一樣明亮的本心，喚醒我們內在與天地合一的完整性。覺醒到這個原則，並追求以此為基礎的生活，就是為靈魂的圓滿（昇華）做好準備。

學會像大自然一樣生活，與大自然融為一體，是每個步入老年的人夢寐以求的理想。無論我們富裕或貧窮，每個人都會變老並面對死亡，即使曾經擁有驚人的財富、權力或聰明才智都一樣。在大自然面前，人人平等。因此，拋開權力、聲望、貪婪和執著等負擔，去成為一個遵循大自然而活的人，也是為了死亡做準備的正確態度。這一切都在調整你的能量，使它變得更明亮、更自由、更平和，好讓你在歸返宇宙之前回復到最初始的生命能量。

只要你的生命能量還在，就可以敞開心去擁抱所有人和所有生命。樂於與他人分享我們在地球上的時間，就是走上開悟及昇華之路。希望每個人在最後一刻都能夠平靜並滿足地閉上眼睛，並且說道：「我這一生過得很美好。」正如下面這首詩所說的：

今天是個適合死亡的日子。
萬物都與我和諧相處，
每個聲音都在我內心合唱。

所有的美都在我眼中安歇，
所有壞的想法都離我而去。
今天是個適合死亡的日子。
我周圍的土地都很平和，
我的田地最後一次翻耕。
我的房子裡充滿笑聲，
我的孩子們也已經回家了。
是的，今天是個適合死亡的日子。

——〈許多冬天〉（*Many Winters*），南茜・伍德（Nancy Wood）*

* 編按：南茜・伍德（Nancy Wood, 1936-2013），美國作家、詩人和攝影師，一共出版了二十八本散文和詩歌，以及幾本攝影集。

13

我們為後代留下了什麼？

累積一生智慧和經驗的長者，如果想善盡「地球公民」的身分，除了永遠對自己負責任之外，還要能成為年輕人的導師、帶給其他人夢想及希望，並為後代留下一個更好的生活環境。

我相信，如果我們的後半生過得好，世界會變得更好。老年生活是解決社會許多問題及開啟新時代的重要關鍵，我們可以從老年人口的快速成長發現這種可能性，也因此，老年文化和老年人的生活方式對於整個社會也更加重要。換句話說，老年人正在成為社會的中心。隨著高齡人口的比例不斷提高，老年人不僅將成為各種消費和文化產業的目標，他們的聲音也將在政治和社會上獲得更多關注。

不可避免的，老一輩對社會的影響將會隨著時間推移而增加，因此是好影響或壞影響就變得很重要，而這個問題的答案在於：老年人的意識。老年人可以用創新的方式來促進社會發展，也可以什麼都不做地成為下一代的負擔。這就是為什麼我會認為，一場針對老年人意識的改革及啟發是絕對必要的。

我相信以老年人為中心的意識革命是可能的，而一種全新的高齡文化可能就是解決現代社會許多問題的有效方案。在這種文化中，老年人會意識到他們的本質是生命能量，而自己和其他人、人和大自然是彼此連結的一個整體。他們會把追求圓滿當成人生目標，以及賴以生存的方式。隨著覺醒的老人越來越多，將有更多的人類意識發揮協同效應，我們就更可能改變方向，走向以圓滿為中心的精神文明。

成為下一代的導師

在傳統社會，開明的老人是知識的寶庫，就像百科全書或圖書館。在社會變化速度比現代慢的年代，老年人一生累積的智慧和經驗被認為是寶貴的，他們在村裡被尊為領導人，很多事情都要徵詢他們的意見。例如，什麼時間播種最好、如何教導不聽話的兒子、如何幫患胃病的母親調養，以及如何解決與鄰村的衝突等等。這些老人是教育家和治療師、仲裁者和資訊傳播者，將文化和智慧代代相傳。這樣的角色維護了社區的價值觀、成為穩定的力量，並為居住的社區帶來了平衡。

毫不誇張地說，古代的思想是匯聚長者的智慧而成的。《道德經》是除了聖經以外，被翻譯成最多語言的一本書，其作者老子就被尊為道家的啟蒙老師。佛陀活到八十歲、孔子活到七十三歲，他們在世時教導了許多學生並分享他們的智慧。希臘聖哲柏拉圖在八十一歲過世前，還在勤勤勉勉地寫作。

遺憾的是，我們發現現在很少有長輩作為可敬的導師分享自己的智慧。有了網路後，年輕人也不再向老人家提問，老年人反過來還要向年輕人學習如何使用智慧型手機和操作新設備。年輕世代往往認為老年人是落後的、固執的、難以溝通的，而有生活經驗和智慧可以分享的年長者，也覺得很難與年輕一代交流，因為現在的年輕人追求的是速度和感官刺激。

身為年輕人導師的前輩們有必要再次學習，但首先，他們的意識必須覺醒。年長者之所以有資格當起導師，是因為他們能夠分享的東西比資訊更深刻。年輕人很容易了解並接受事實，他們想從前人那裡獲得深刻的智慧。他們需要暖心和清醒的話語，幫助他們從不同角度來看待一直困擾自己的問題。年輕世代需要寬容、慈悲的愛，來溫暖他們日漸冷漠的心。

這樣的改變，首先必須發生在每個家庭裡面。我們必須發展一種有價值的家庭文化，在這種文化中，祖父母用愛擁抱他們的子孫，用智慧帶領他們。看到父母尊敬爺爺奶奶，並在爺爺奶奶懷抱中長大的孩子，品性永遠不會被腐蝕。這樣的孩子不需要去一些私人機構或組織接受品性教育，家人原本就是免費提供此類教育的不二人選。

此外，老人家的智慧也不能只留在家裡，應該散播到社會上。老人家的智慧如果只是私用，永遠不會成為改革的動力。為了更大的利益，它還必須成為社會資源。要做到這一點，老人自己和整個社會必須一起努力。

在個人方面，老年人必須有慈悲心，積極關心世事，而不是漠然認為自己是被人無視和無用的老古董。他們需要接受老年是追求成熟和圓滿的一個機會，並從幫助身邊的人和社區來獲得快樂和熱情。這種生活可以促進整體的圓滿，而不只是個人的圓滿，我們需要更多的人覺得這樣的生活才是靈魂最想要的。一個社會如果有許多老年人真誠關心自己的社區、努力讓世界變得更美好，就會是一個幸福的社會。如果老人們能夠將一生積累的智慧和經驗，為共同利益而努力，將對政治、經濟、文化和教育等社會各領域產生積極的正面影響。

在社會方面，我們應該給老年人提供更多的機會來分享他們的智慧和技能，同時視之為社區的寶貴資源。至於老人福利方面，雖然各方意見不一，但可以肯定的一點是，如果老人自己的生活壓力很大，就很難去追求精神生活，更談不上要去為他人服務了。

一個成熟的社會，對於老年人應該多加照顧，確保他們的基本需求能夠得到滿足。然而，照顧老年人不只是提供溫飽、建造老人活動中心或派遣社會工作者，更積級的做法是提供工作，讓老年人能夠從為社區服務中感受到快樂和回報。從謀生的職場退休後，還是有很多工作可以做，而且老年人還可以比年輕人做得更好。

為後代留下一個更好的環境

追求圓滿而不僅是追求成功，最能體現這種人生價值，而且也是目前最迫切的，就是保護全球環境。

看韓國的天氣預報時，你會發現一些獨特的內容，與你在美國和其他國家看到的不一樣。氣象預報員在當天的天氣預報中，通常會加上「空氣品質」一項，並以「懸浮微粒」的標準將空氣品質區分為良好、普通、不良、惡劣四個階段。在懸浮微粒非常嚴重的日子，盡可能不要出門，或者出門時要戴上一種特殊的防塵面罩，否則會喉嚨痛、眼睛痛。

根據韓國、中國和日本環境研究機構進行的一項為期十年的聯合研究結果顯示，自二〇〇〇年以來，韓國約三〇％至五〇％的懸浮微粒是從中國吹來的，而從二〇一三年後，這種天氣汙染更加惡化。這是因為正在加速工業化的中國，高達七成的能源要仰賴煤炭，由此產生的懸浮微粒正在跨越邊境，汙染周邊國家的空氣。

二〇一七年六月，英國《衛報》（*The Guardian*）援引普利茅斯大學研究小組的一份報告指出，在英國水域捕獲的海產中，有三分之一檢測出塑膠碎片。比利時根特大學（Ghent University）的科學家最近計算出，常吃海鮮的人每年會攝入多達一萬一千片的微小塑膠片。

這些碎片來自聚乙烯製成的瓶瓶罐罐。海裡的魚會誤食被丟在海裡的寶特瓶，而人類再吃進那些魚時，就像在吃塑膠一樣。即使是現在，每一分鐘就能賣出一百二十萬瓶的寶特瓶。二〇一六年全球售出的寶特瓶裝飲料超過四千八百億瓶，到了二〇二一年，這個數字將會提高二〇％，達到五千八百三十三億瓶。如果把到目前為止賣出的寶特瓶頭尾連接起來，其長度超過地球到太陽的一半距離。此外，根據英國的艾倫·麥克阿瑟基金會（Ellen MacArthur Foundation）的研究，到了二〇五〇年，海洋中的塑料總重量將會超過魚類。我們為了便利使用及丟棄的塑膠瓶，正威脅著我們端上桌的食物。不僅如此，我們今天所吃的任何農畜產品也逃不開環境汙染、化學產品的濫用及基因操縱的危害。

人類的生命源自於大自然，當大自然生病時，人類也無法避免生病。環境汙染引發的人類疾病在全世界迅速增加，美國康乃爾大學生態與生物進化學系的榮譽教授大衛·皮門特爾（David Pimentel）和該大學研究所的一個研究小組宣布，全球四〇％的死亡是由汙染的水、空氣和土壤造成的。這些發現，是根據一百二十多份已發表的關於人口成長、營養不良和環境汙染對人類疾病影響的論文所得出的結論。

除非地球的環境變得更健康，否則人類要活到一百二十歲的想法只是個幻想。非洲中部的查德共和國，由於疾病、營養不良和缺乏乾淨的飲用水，國人的預期壽命不超過四十九歲。我們一方面必須努力照顧自己、家庭和社區，一方面必須關心地球的生態系統，否則環境有一天將會達到無法回復的狀態。萬一出現這種情況，就連人類的存活都將變得困難。

三年前，我與東亞研究學者貝一明（Emanuel Pastreich）博士進行了一次長談，討論的是我們如何才能過上更用心、更可永續的生活。當時他提到了美國環保活動家詹姆斯・古斯塔夫・斯佩思（James Gustave Speth）說過的話：

> 我曾經認為最嚴重的環境問題是生物多樣性的喪失、生態系統崩潰和氣候變化，並認為三十年的科學研究可以解決這些問題。但我錯了。最嚴重的環境問題是自私、貪婪和冷漠，為了處理好這些問題，我們需要的是文化和精神上的轉變。不過，我們的科學家對此束手無策。

我完全同意，人類的自私、貪婪和冷漠是環境問題的核心。我們現在必須超越成功的價值觀，走向圓滿的價值觀。以唯物主義為基礎且有分離意識的人，通常認為大自然只不過是人類開發和利用的對象。這種觀點就是破壞環境的根本原因，也讓我們對這種破壞無動於衷。唯一的希望是超越分離意識，意識到我們和大自然是一體的，並充分理解大自然是所有生命的來源。一旦人們開始察覺並認同這些真相時，改變就會開始。

只想到自己、自己家人及自己國家的這種狹隘觀點，無法解決我們正在經歷的問題。我們必須開始把每件事都當作一個整體來思考，分離意識已經行不通了。這個世界不是一個個獨立事物的集合體，而是所有事物的能量都連結在一起。我們透過空氣、水、風和陽光聯繫在一起，在全球環境中，我們共享一切。沒有哪個國家可以在邊境修築高牆來阻止能量流動，如果鄰國是貧窮、不幸福的，自己的國家想要藉由高牆和法規來增強實力的所有努力將會適得其反。強大的警力、成堆的金錢，也無法阻止病毒或汙染經由水和風進入。

如果從不同的角度來看待事情，而不是出自分離意識，也不是從自身的方便及利益出發，我們就能有足夠的智慧解決今天許多緊迫的問題。例如，當我們不再浪費食物，就向終結飢餓邁出了一大步。據估計，在美國種植、加工和運輸的食物中，近半數會被浪費掉。每年我們在全球軍備上的支出約為一・七兆美元，相當於全世界七十億人口的每一個人要支付二四七美元。如果我們能減少用於軍事上的大量資源，把它們轉而用來保護自然環境，重新修復我們對大自然所造成的破壞，就能為這個星球上所有生命的後代留下更清澈的天空和水源。

相反的，假如人們還是執迷不悟地繼續這樣生活，只考慮向外擴張，而對人類同胞和其他生物造成巨大傷害，那麼人類壽命的延長對地球來說不見得是好事。老一輩的人作為這個時代的開明長者，有責任確保他們的生活方式能夠改善地球上的生命。否則，老年人也只是索取大軍的一員，對於地球完全沒有任何回饋。

讓我們以地球公民的身分而活

我一直在教導人們關於「地球公民」的概念。「地球公民」的精神核心很簡單：每個人都應該為我們生活的地球著想，因為在我們成為某個國家、種族或宗教的成員之前，我們先是地球的公民。雖然我們的膚色不同、使用的語言不同，卻因為以下的共同點而聯繫在一起——我們都生活在一個名叫「地球」的星球上，並同屬於一種稱為「人類」的單一物種。

臉書創辦人馬克・祖克柏（Mark Zuckerberg）曾在哈佛大學畢業典禮的演講上，談到了成為世界公民的概念。如果有更多像祖克柏這樣有重大社會影響力的領導人可以推廣地球公民的精神，力促全球大團結，我們將能夠創造積極、有意義的變革。

地球上的每個人都應該具有地球公民的意識，並以地球公民的身分活著，而不是只靠勇敢的環保人士冒著生命危險去抗議、阻止石油洩漏或核子試驗。為家人做飯或打掃房屋的父母、在公司辛勤工作的專業人士、在鄉村種菜養雞的祖父母，都可以成為地球公民。

我們必須意識到地球是所有人的家。假設你買了一部期待很久的車子，卻有人拿釘子在上面劃了一道很長的刮痕，你當然會生氣、厭惡和失望。如果有人試圖傷害你的孩子，你會變得比超級英雄電影中的主角更勇敢、更強大。但是，一旦事不關己，車子或孩子都不是你的，可能你就不會有這樣的反應。因此，我們要把地球當成親人、當成自己的所有物一樣地珍之重之。這個星球是我們的家，而其他人類、動物、植物則是我們的家人，我們共享著同一個家園——地球。

一個好的地球公民，第一步就是永遠都對生活抱持著希望並負起責任。那些缺乏「當家作主」意識的人，或對生活失去希望的人，對地球也會抱持著同樣消極或被動的想法：「其他人會解決這個星球的問題」、「我們的領導人或專家們會做正確的事」。甚至，還可能悲觀地認為：「無論是誰、無論做什麼，都改變不了這個世界。」對自己缺乏信心的人，也很難對他人和世界抱有信心和希望。

如果你覺得自己與大自然是一體的，並願意做生命的真正主人，就會自然而然地產生一種迫切感，因為你知道地球和人類的問題就是你自己的問題。如果你有意願去幫助地球及其他的地球居民，即使是微不足道的力量也能聚沙成塔。你可以運用你的知識、金錢、權力、才智和時間來造福他人和你的社區。如果每個人都能帶給自己一點希望，也能同時為地球帶來希望；當新的道路在我們的人生中開展時，也會為地球和人類開啟一條新路。

每個人都有一顆屬於地球公民的心，生來就渴望能為他人和其他生命帶來健康和幸福。我們天生都帶著奉獻的意願，想要為建設一個更美好的世界貢獻一己之力，哪怕只是一點點。在日常生活中，依照這種意願行事就是地球公民的生活方式。這種渴望，類似於看到街道上的垃圾會不由自主地想要撿起來一樣，因為這就像自己的房子被弄髒弄亂一樣。地球公民所要做的，不僅僅是自掃門前雪。

地球公民的心態和行動力將會日益強大，當它們是源自於你內在自發性的認同，而不是被別人的論點說服時。地球公民會告訴自己：「我生命的源頭是大自然，我從那裡來，並將回到那裡去。」地球公民是一種意識覺醒，告訴我們應該積極地保護大自然，並將它完好如初地留給我們的下一代。依據這種覺知並採取行動，是意識覺醒的長者當仁不讓的責任，他們有義務要為下一代留下這份寶貴的禮物。

來到這個地球，我們需要養育和照顧的不僅是直系親屬，還必須關心我們居住的社區、我們生活的地球，以及大自然。身為一個閱歷豐富的老人，我們要覺醒並採取行動，確保地球家園更安全，讓我們的所有家人生活得更幸福。如果我們的後代也能覺醒，並以我們為榜樣，那就更好了。

她如何活成了一個美麗的地球公民？

現年八十四歲的花淵慶子（Hanabuchi Keiko）為我們示範了如何成為一個美麗的地球公民。六十歲時，花淵慶子還在曾經就讀的日本高中擔任英語教師。退休後，她一個人要同時照顧患有老年癡呆症的母親、罹患肺癌的丈夫，以及中風的兒子。她偶爾會去上瑜伽課，因為整天待在兒子住院的醫院裡讓她身心俱疲。有一天，她得知體腦瑜伽中心在教授我先前開發的身心訓練方法。她去了一次之後，就愛上了體腦瑜伽訓練。她說，每天早上起床是一大樂事，感覺自己又多活了一天。

由於很想和別人分享自己的快樂，她在七十五歲時自己另外開辦了一個「體腦瑜伽中心」。從她家裡到中心要花一小時二十分鐘，每天早上她都迫不及待地起床出門。她用自己的雙手清理中心大門前的道路和台階，心裡惦念著當天要教導的人。由於她的奉獻和熱情，她創辦的瑜伽中心非常成功。

十年後，她將瑜伽中心委託給了其他人經營，自己又另外組織了一個「快樂大腦俱樂部」（Happy Brain Club），邀集熱愛身心鍛鍊的同好定期在不同地點聚會。有一段時間，她甚至有十三個這樣的俱樂部。目前她分別在六個地點授課。

不管發生什麼事，她從來不會停下這些工作。如果因為個人情況而無法上課時，她總會重新安排上課時間。來上課的人年齡從五十多歲到七十多歲，一班的人數從五至十五人不等。偶爾她也會去兒童福利中心授課，由年輕的媽媽帶著三、四歲大的孩子一起學習。花淵慶子表示，看著孩子們叫她花淵老師，稚嫩地做著她教導的動作，是非常快樂的事。花淵慶子說道：

有時訓練結束後，我會跟學生們談談我這一生學到的東西。倒也沒什麼特別的，就是告訴大家要珍視被給予的時間和生命，應該盡最大努力去認真生活，對每一刻都心存感激。我們必須盡可能地開發自己的才能和智慧，並用來幫助他人和社會，以及幫助我們自己。不管老少，他們都會認真思考我說的話，有時甚至會寫筆記。這時候，我就會覺得很安慰，心想：「啊，那個人想通了！」

我問花淵慶子，她認為什麼才是快樂的老年生活，以下是她的回答。

有一部描寫日本武士生活的電視劇，主角的母親在田野裡看著紅色的秋葉時，向兒子講述武士精神。「你知道秋天的葉子為什麼這麼美嗎？因為樹木正在儲存能量來度過嚴冬，而秋葉飄落則是代替樹木死去。人們說那些熾熱的顏色代表了決心，要去捍衛比自己生命更珍貴的東西。」

當我看那一幕時，我也在想，自己的餘生應該像那些葉子一樣燃燒我的能量，為我珍視的價值而活。現在我老了，每個在街上從我身邊經過的人都像我的孩子。當我看著那些年幼的孩童時，不管是否認識他們，都會覺得他們是那麼可愛和珍貴。我比他們先來到了這個世界，活得比他們更久，所以我想一直工作到最後，過一種能讓我可以說「這是生而為人的驕傲和尊嚴」的那種生活。

花淵慶子覺得街上擦身而過的人都像是她的孩子，並想帶著熱情燃燒到最後一刻，以保護這個地球上她珍視的東西。她的故事鼓勵我們要快樂、優雅地老去，並以地球公民的身分生活。這是一個美麗的見證，當我聽她說起時，臉上不禁露出了微笑。

建立一個寬容與共享的文化

在前半生，我們一心追求的財物、控制及征服，都是具有破壞性的。老一輩的人有責任分享這種經驗，使之成為全社會的指導性智慧。向追求成功的年輕人傳授圓滿的價值觀，可以防止人類在精神層面的匱乏，以及與大自然的疏遠。

在以權力擴張和壟斷為核心價值的社會中，有智慧的長者可以灌輸分享和付出的價值觀，來幫助社會保持平衡。對追求成功的年輕人來說，建議他們花時間去尋求平衡並不容易，因為在這個人生階段，想要追求成長和發展是一種必然的生理需求。就像對著一棵綠葉覆頂的大樹談及金色秋葉的美麗，只是徒勞，因為它不會為了秋天的色調而放棄現在青翠的顏色。

這就是人類社會需要維持和諧及平衡的原因。年輕人應該勇於挑戰自我、專心工作，確保物質上的安全感。然而，如果把物質當成唯一的價值時，就會出現問題。當我們只重視成功、個人發展及成長時，人類的價值會逐漸消失。在一個正在走向極端的社會中，需要有智慧的長者來擔任制衡的角色。

一個以成功為中心的社會，一切都向生產、擴張和發展看齊，因此也只有年輕人及壯年人被認為是重要的。一旦過了生產力的黃金時期，這些人就要交棒給下一代，如此世代交替，循環不息。我們現在所面臨的許多社會問題，都與這個價值體系脫不了關係。在現在這個時代，整個社會和個人生活都非常需要放鬆、付出及分享。退出生產活動的老人，不應該變成旁觀者或多餘的人，而是應該喜悅地接受新角色，在一個只重視擴張和發展的社會中，去傳播圓滿、智慧、寬容及關懷的價值觀。當年輕一代握緊拳頭吸氣時，老一輩的人需要鬆開拳頭呼氣。就像我們的心臟在輸送血液時，會隨著自然的節奏收縮和放鬆。有智慧的長者，應該在追求成功和追求圓滿這兩個價值觀之間取得平衡。

我在紐西蘭地球村的「新生命森林之路」（Way of New Life Forest）就看到了成功和圓滿的平衡。在這片森林裡，各種植物和諧地生長在一起。碩大的蕈菇「裂蹄木層孔菌」就長在巨型松樹的基部；高大的貝殼杉樹蔭下，生長著寬大葉片的蕨類植物；而在這些蕨類植物下方，則遍布著形形色色的苔蘚。藤蔓類植物恣意攀爬在樹幹上，經過多年的共生共長，看起來就像同一種植物。不同生物在這裡和諧生長著，接受並擁抱對方，令人深深感動。

給夢想力量，迎接人類的新未來

老一輩有責任向年輕一代展示，過得優雅、有價值的老年生活是可能的。我們要用自己的生活來證明，人的一生除了充滿活力的年輕歲月、充滿幹勁的中壯年之外，還有其他值得體驗的生命階段。六十歲以後的人生，是煥發著內在成熟之美的一齣戲曲。老年人有責任做個表率，顯示個人的圓滿生活有助於建立一個更人道、更成熟的社會，而且他們的確有潛力、也有能力做到這一點。

決定活到一百二十歲，並不意味著你只是想要活得更久，而是表達了你的信念和意願：改變你的生活、改變你的社區，以及讓人類和地球走向更美好的未來。因此，我真心希望能看到更多人像我一樣，也有同樣的夢想：以活到一百二十歲來規畫自己現在和未來的生活。這是一個能深深打動靈魂的夢想，一個要活到一百二十歲才能實現的偉大夢想。

我相信人類握有夢想的力量，而偉大的夢想造就偉大的人。一個人的夢想會因為成功扭轉生命後而停止，而一個許多人共同擁抱的偉大夢想則足以改變全世界。我所遇到的每個人都擁有偉大的人類精神——不管是一般人或偉大的英雄，同樣都是不非凡的存在。每個人都希望自己、其他人和其他生命形式，都能夠健康和快樂，並為創造一個更美好的世界盡一份心力。尤其是像花淵慶子這樣活了大半輩子的長者，他們把所有後輩都視為自己的子女，對人類和世界有一種深深的責任感。我們應該珍惜這些寶貴的態度，並確保它們能在生活中得到揭示並反映出來。

這將是地球歷史上的第一次，每個人的選擇都會對地球的未來產生決定性的影響。從前幾代來看，個人選擇的力量太微不足道，不足以影響整個地球。現在，由於科技的發展，我們坐在客廳裡就能知道地球另一邊正在發生的事。在大多數的民主國家，個人被賦予啟動政治、社會和文化變革的權力。現在我們可以看到全球正在發生的事，而不僅僅是身邊的事情，我們擔心的是整個人類和地球，而不僅僅是我們自己。這意味著我們的意識正在擴大——事實上，這正是人類歷史上不可思議的一大進步。對每個人來說，這是一個提高覺知的機會，讓每個人都能超越個人思維的局限，無限地擴展自己的意識。

我們將要或正在經歷的老年，其意義在人類歷史上是前所未有的。我們還不知道如何活這麼長壽，這樣的例子目前還是很罕見。現在的我們，還在對老化的傳統看法和展現在面前的無限潛力之間來回擺盪。

嬰兒潮時期出生的美國人現在已經步入老年，他們在政治、經濟、社會和文化等各方面擁有前幾代人無法相比的巨大權力。這些老人不僅有足夠的時間，也有熱情把精力投入有意義的工作。如果這種力量、時間和熱情能夠被正確地引導和運用，將不只對個人產生影響，還能擴大到影響整個地球。我們必須相信老人的力量和智慧，使他們的夢想成為可能。

今天的老年人是人類歷史上壽命最長的一代，他們在這個地球上能夠留下什麼，將取決於他們所追求的價值觀和生活方式。現代人如何度過晚年，有可能決定我們是否能建立一個對老年生活的全新觀點，而人類歷史上從未見過的智慧文化也有可能誕生。我希望包括我在內的許多老年人，能夠接受這種歷史性的角色和挑戰，從而開創一種新的高齡文化。能夠改變社會、拯救地球的，從來不是政府、工業、技術或制度。我們每個人都必須選擇這樣做，並將很快創造出一種新的高齡文化，以及一股改變世界文化的強大力量。

如果我們後半生的生活，能夠在追求內在價值和健全人格的過程中走向圓滿，如果我們能夠把分享和付出當成一種新的生活方式，就能夠留下一個比現今更健康、更幸福、更和平、更可持續的地球。這樣一來，我們就可以有尊嚴地站在下一代面前，成為真正受尊重的長者。我們將能夠帶著信心並引以為傲地說：「我們已經盡力不留下一個汙染的環境給你們，並努力創造一個更善良、更溫和、更人道的世界。希望你們也能做到，離開時留給後代一個更好的生活環境。」

【後記】來自地球村的特別邀請

對我來說，寫這本書是一件幸事。和許多人一樣，我在生活中也遭遇了許多困難。但我意識到，不管是艱辛或喜悅，都造就了今天的我。在經歷過所有這樣那樣的時刻後，我變得更堅強，也更熱愛生活。我現在更清楚地認識到自己的真實身分，也更充分理解生命的價值和目的。這本書更進一步增加了我對人性的希望，因為它是為了像你這樣渴望按照「高我」過下半生的人而寫的。

在此，我想提出一個建議，與所謂的「壯遊年」或「空檔年」（Gap Year）有關。這個名詞指的是在從高中升上大學之前先騰出一年時間，去學習各種社會經驗和自我發展。遺憾的是，今天大多數正規教育都遠離了自我發展這一項。事實上，學校經常從孩子身上偷走了他們的自我及個人特質，眼看著孩子們在無休止的競爭中失去自信和自尊，然後放棄對自己和世界的希望，這是多麼令人痛心的事。

我在韓國創辦了專注於品格教育的傑明學校（Benjamin School），教導孩子們大多數學校沒教的生活真理和技能。這是個一年制的修習課程，作用就像高中生的空檔年。在學校裡沒有以下這五件事：每天出勤、老師、課本、考試，以及家庭作業。第一條規則是，為自己要做的事情擬定計畫，然後按照計畫行動。學生們會為自己設定一個想做的專案去幫助別人，然後在一年內完成。他們在這個過程中所培養的自尊、自信和自我價值，將會陪伴他們一輩子，同時也會改變他們的命運。

我認為，準備步入人生圓滿期（即後半生）的人非常需要這種空檔年，但時間不一定要一年，可以是幾週或幾個月，也可能是一年以上。不管時間長短，我都希望他們花時間專注在自己身上，平靜地回顧前半生，然後規畫後半生。

如果有機會，我非常歡迎你可以來參觀紐西蘭凱里凱里的地球村。地球村正在進行兩個重大專案：一個是建造一所學校，讓來自世界各地的人可以在此停留幾週或幾個月，親身體驗身為地球公民的生活，以及成長為地球公民的領導人物。在這裡，他們將學習自然的健康之道和生活技能，能夠自主管理好健康、快樂及心態的平和，而且在大自然中鍛鍊身心，更能提振精神。他們還將體驗如何種植蔬菜和豢養動物、自己動手建造房屋，並學習友善環境的生活技能。在這裡，學員們還會學習如何使用大腦的創造能力，按照他們想要的去創造和管理自己的生活。我想像著許多地球公民領袖在這個地方接受培訓，然後返回自己的社區分享所學，以積極的方式改變自己的生活和社區。

在地球村進行的第二個專案是紐西蘭冥想之旅，這是為了讓學員們在規畫未來生活時，能夠回顧自己的生活並擁抱昇華的夢想。冥想之旅的目的不同於欣賞自然美景的一般觀光，這是追尋真實自我之旅，也是重新規畫生活的一次旅程。

思緒混亂並被現實生活困住時，要找到真正的自我並不容易。因此，從單調的日常生活中脫身一段時間非常重要。你需要一個全新的時空，進入一個全新的環境會給大腦一記警醒。一直慣用的習慣性思維模式會被取代，大腦開始有新的想法，形成新的思路。從北半球飛往南半球的這趟紐西蘭之旅，會刺激你的大腦。跨越過地球赤道時，你會有一種「我真的生活在地球上」的深刻感受。你將進入一個未知的國度、一個新的時空，在紐西蘭你會驚豔於幾乎無懈可擊的自然風光，隨時刷新你的視界與感受——包括身心靈及你的所有一切。

紐西蘭的地球村擁有特殊的能量，清新宜人的空氣與其他地方都不一樣，每吸進一口氣都如此乾淨清爽，整個身體充滿了活力，感受真的是筆墨難以形容。走進地球村的樹林裡，你要做的只有一件事：坐下來好好呼吸。你會好奇為什麼呼吸能夠這麼深，為什麼你會一心只想著繼續深呼吸。每一次吸氣，都能感覺到清新的空氣深入肺部，並進入大腦的每個角落和縫隙，還會感覺到它正在清洗和療癒身體的所有細胞。我把這個過程分別稱為淨肺效應和淨腦效應。

走過地球村林地小徑的一名植物學家說，這個地方有十種植物，釋出最多的揮發性有機物質是芬多精，這種天然抗生素可以保護植物免受病蟲害。對人類來說，芬多精是一種天然的療癒物質，可以緩解壓力、增強心肺功能，並具有天然的抗菌作用。

地球村的自然環境固然特別，但與紐西蘭其他地方的自然環境相比，最大的差別還是在「精神」，一種昇華的精神、地球公民的精神。地球村確實是學習和體驗昇華的地方，讓我們得以感受到對昇華的真誠渴望。想到許多人會從世界各地來到這裡，我在不同地點開發了適合冥想昇華的場地，並分別給這些設施取了名字，每個名字都蘊含著昇華的意義。

其中一個是昇華公園。這裡的三個瀑布代表了天、地、人三才，置身在此可以明顯感受到能量充沛。沐浴在原始森林的神聖光輝中，你可以感受到全身所有細胞一直迴盪著瀑布的聲音，流經山谷的溪水、歡唱的鳥兒，以及從青苔、岩石、地表和樹木中流瀉而出的生命能量，都是大自然的恩賜。閉上眼睛冥想，還能感受到天道、地道、人道的能量進入自己的能量場，經由能量連結在一起。

當你爬上被原始森林環繞的一百二十階靈魂之梯時，可以深思你已經走了多遠，又要往哪裡去。當你坐在小路盡頭的寬闊木甲板上時，能感覺到神聖能量像瀑布般地傾瀉在你的頭頂上，啟發你去選擇度過一個一百二十歲的人生。

在離地球村不遠的地方，你會看到一棵雄偉的千年大樹——樹參屬（*Dendropanax*）的黃漆樹，它的生命力十分強大。這棵樹可能會給你這樣的訊息：「歡迎來到這個地方，我一直在等你。願你實現昇華的夢想，創造一個更美好的世界。」

我會告訴冥想之旅的人，要帶著一個認真的「話頭」*，一個需要解決的問題。如果你有一個問題，無論多麼努力都沒能解決，那就是一個話頭。參話頭後，你會收到一個明確的訊息，回答你一直渴望要解答的問題。

你與大自然融為一體是自然發生的，而不是靠想法促成的。當大自然的生命能量經由呼吸進入身體，打開你所有的能量點時，你周圍的防禦層就會消失，所有混亂的思緒都會停下，而當你的情緒能量被淨化後，你將能夠誠實地觀察自己。大自然無汙染的能量會填補情緒和思想所留下的空白，於是你的意識就會自動提升。

當內外在的本質合而為一後，你就會聽到需要的訊息，而一直在你體內的完整性就

---

*編按：話頭是指開口說話之前的那個念頭。修行者會把自己的念頭用一句話或一個問句表達出來，用來觀察自己內心，由此得到開悟。這種禪修方法始於南宋，稱為看話頭或參話頭。

會被喚醒。發現並發展這種完整性或圓滿，就是昇華的過程，也就是靈魂的圓滿。當你超越「小我」並遇到一個全新的自己時，才能真正開始過昇華的生活。你會發現一直隱藏在內心深處的真我（True Self），它超越了你的想法和情緒。這就是你真正的價值，也是人性的價值、生命的價值。

紐西蘭冥想之旅是小我坦然面對自己的珍貴時刻，是毛毛蟲在繭中要開始蛻變的一刻。小雞要從蛋裡鑽出來，必須先勇敢地啄掉蛋殼；同樣的，我們必須毫不猶豫地選擇為自己規畫新生活。我們可能一直按照環境要求而活在社會的制度裡，到目前為止，雖然我們一直努力生活，但如果有機會，我們都想為自己規畫新生活。每個人都希望能過一種以更高價值觀為基礎的生活，渴望超越以前的想法、記憶和習慣。當我們遇到那個美麗、完美且真實的自我時，希望就會在內心復活。一旦重新燃起希望，就可能變成全世界的希望。

在我剛開發地球村時，就已經開始相信這個地方日後會成為一處創造新熱情的天地。當你來到地球村時，一種為愛別人而活的純粹渴望會在心中自然湧出。你會感受到一種拯救自己的激情，一種成為地球及全人類希望的激情。這種渴望是你能給大腦的最好禮物，當我們有了這個理想，大腦就會找出活到一百二十歲的理由和目的。我們的大腦會開始規畫昇華的生活，過真正想要的圓滿人生。我想讓每一個造訪地球村的人，都能找到這樣的理想和激情。這就是為什麼我要創建地球村，以及為什麼我想用餘生為世界、為人民及為地球留下一些東西而努力。

此時此刻，我們所有人的生命都是美麗而精彩的。如果我們能夠全心全意地選擇用畢生精力來完成某個理想或目標，我們的生命會變得更加耀眼燦爛。到目前為止，不論你為自己或為他人做過什麼好事，我都要向你致上最深的敬意和感激。因為我們的一切作為都會匯集在一起，使這個世界變得更美好，而我相信，我們今日的行動對於未來也會如此。個人的生命能量不可避免地會隨著時間慢漫耗盡，那麼我們要如何使用剩下的生命能量呢？這才是重點。去實現夢想吧！去為自己的理想而活吧！你覺得如何呢？我真誠地、興奮地期待我們能夠運用寶貴的生命能量，在我們所剩的時間裡，為這個世界留下燦爛而美麗的東西。

感謝你讀了這本書，我希望圓滿生命的想法能幫助你過上更豐富的一生。願你的生活充滿圓滿的喜悅，在健康和快樂中實現夢想，朝著一百二十歲的生命優雅地老去。

李承憲寫於紐西蘭地球村

致謝

在創作這本書的過程中，我得到了許多人的幫助和支持，我由衷感謝他們。

感謝出版商 Best Life Media 的專業編輯 Hyerin Moon 和 Jiyoung Oh 從頭到尾跟進這本書，把他們的編輯和製作的專業知識發揮得淋漓盡致。感謝 Daniel Graham 將本書翻譯成英文，再經過 Nicole Dean 和 Phyllis Elving 的潤飾後，讓本書更通順易讀。感謝 Sue Vander Hook 為初稿做最後的校對，以及 Deborah Coady 博士在編輯過程中提供有價值的指導意見，Michela Mangiaracina 則幫助完成了付梓前的最後階段。還要感謝 Jooyoung Ryu 所畫的插圖。

感謝以下這些人分享了他（她）們優雅老去的感人故事和想法：Susan Gerace、Alyse Gutter、Anne Covert、Sandra Scheer、David Plummer、Janet Duda、Brian O'Reilly、Marti Bay、Joy Venegas 和 Susan Propst。還有其他人我未能一一列出來，但他們的人生和對社區

的奉獻同樣鼓勵著我，並成為其他人的榜樣。

最後，我還要感謝所有支持這本書的覺醒長者們：Barbara Marx Hubbard、don Miguel Ruiz、Neale Donald Walsch、Michael Bernard Beckwith、Dr. Christiane Northrup、Dr. Emeran Mayer、Dr. Reed Tuckson、Dr. Jessie Jones、Dr. Darrell Wolfe。你們的支持及所說的話讓我感到謙卑，在此致上我最真誠的感謝。

中文版致謝

我要特別感謝陳文燦先生。若不是他的熱情與付出，這本書可能無法來到華語讀者面前。深受本書觸動的文燦，在美國與他的朋友、同事組成了幾個讀書小組，並用他的母語繁體中文翻譯了全書內容，把這股轉變的力量分享給更多的人。感謝陳文燦的翻譯，我的這本書才能在世界上的華語讀者群中傳播開來。

【附錄】線上資源

請將以下的線上課程與日常生活結合，冥想及身心靈鍛鍊將引導你踐行本書提到的關鍵概念和練習。更多訊息請上網站 Live120YearsCourse.com。

Live120YearsBook.com 網站的免費資源

作者開發了一些免費資源，幫助讀者將本書中學到的概念及練習融入到日常生活中。請上網站 Live120YearsBook.com 來取得這些免費資源。包括以下內容：

體力鍛鍊：

- 長壽步行指南的步驟圖解
- 體腦瑜伽的伸展運動影片

心靈力鍛鍊：

- 能量敏銳度練習影片
- 引導式自然冥想的影音檔

腦力鍛鍊：

- 五種改善腦力的方法
- 腦波振動的練習影片

一分鐘鍛鍊 App

作者開發的一款應用程式，可以幫助你養成每天做「一分鐘鍛鍊」的習慣。適用於iOS和Android，包括鬧鈴提示、計時器、跟蹤器及一分鐘鍛鍊的影片庫。你還可以在1MinuteChange.com免費下載「一分鐘改變」（One Minute Change）的應用程式。

地球公民運動（Earth Citizen Movement）

以「地球公民」的身分而活，始於每個人的選擇，而當許多人一起做時，系統性的變革就會顯而易見。地球公民運動可以讓人們認清個人選擇的影響力，可以促進地球公民的精神，並帶頭為一個更健康及可持續性的世界採取實際行動。此運動由地球公民組織（ＥＣＯ）協調運作，這是一個培訓地球公民領導者的非營利組織，並提供如何以可持續性的、有意識的方式生活。想要了解更多關於地球公民的訊息、尋找志願者機會、加入地球公民俱樂部以及參加ＥＣＯ培訓計畫，可以前往網站查詢：EarthCitizens.org。

我「決定」活到 120 歲：
告訴大腦你的決定，打破大腦預設的生命年限，下一個 60 年，生命更精采
I've Decided to Live 120 Years:The ancient Secret to Longevity,Vitality, and Life Transformation

作　　者　李承憲（Ilchi Lee）
譯　　者　陳文燦
美術設計　石頁一匕
內頁構成　曾綺惠、高巧怡
特約編輯　莊雪珠
行銷企劃　林瑀、陳慧敏
行銷統籌　駱漢琦
業務發行　邱紹溢
營運顧問　郭其彬
總 編 輯　周本驥
出　　版　地平線／漫遊者文化事業股份有限公司
地　　址　台北市松山區復興北路331號4樓
電　　話　(02) 2715-2022
傳　　真　(02) 2715-2021
服務信箱　service@azothbooks.com
網路書店　www.azothbooks.com
臉　　書　www.facebook.com/azothbooks.read
營運統籌　大雁文化事業股份有限公司
地　　址　台北市松山區復興北路333號11樓之4
劃撥帳號　50022001
戶　　名　漫遊者文化事業股份有限公司
初版一刷　2021年12月
定　　價　台幣450元

ISBN　978-626-95084-2-6

國家圖書館出版品預行編目 (CIP) 資料

我「決定」活到120 歲: 告訴大腦你的決定，打破大腦預設的生命年限，下一個60 年，生命更精采/ 李承憲（Ilchi Lee）著 ; 陳文燦譯. -- 初版. -- 臺北市 : 地平線文化, 漫遊者文化事業股份有限公司, 2021.12
288 面 ; 17 X 22 公分
譯自 : I've decided to live 120 years : the ancient secret to longevity,vitality,and life transformation.
ISBN 978-626-95084-2-6(平裝)
1. 長生法
411.18　　110018892